やってみなはれ

粋で雅な歯科人生語録

中田光太郎 × 瀧野裕行

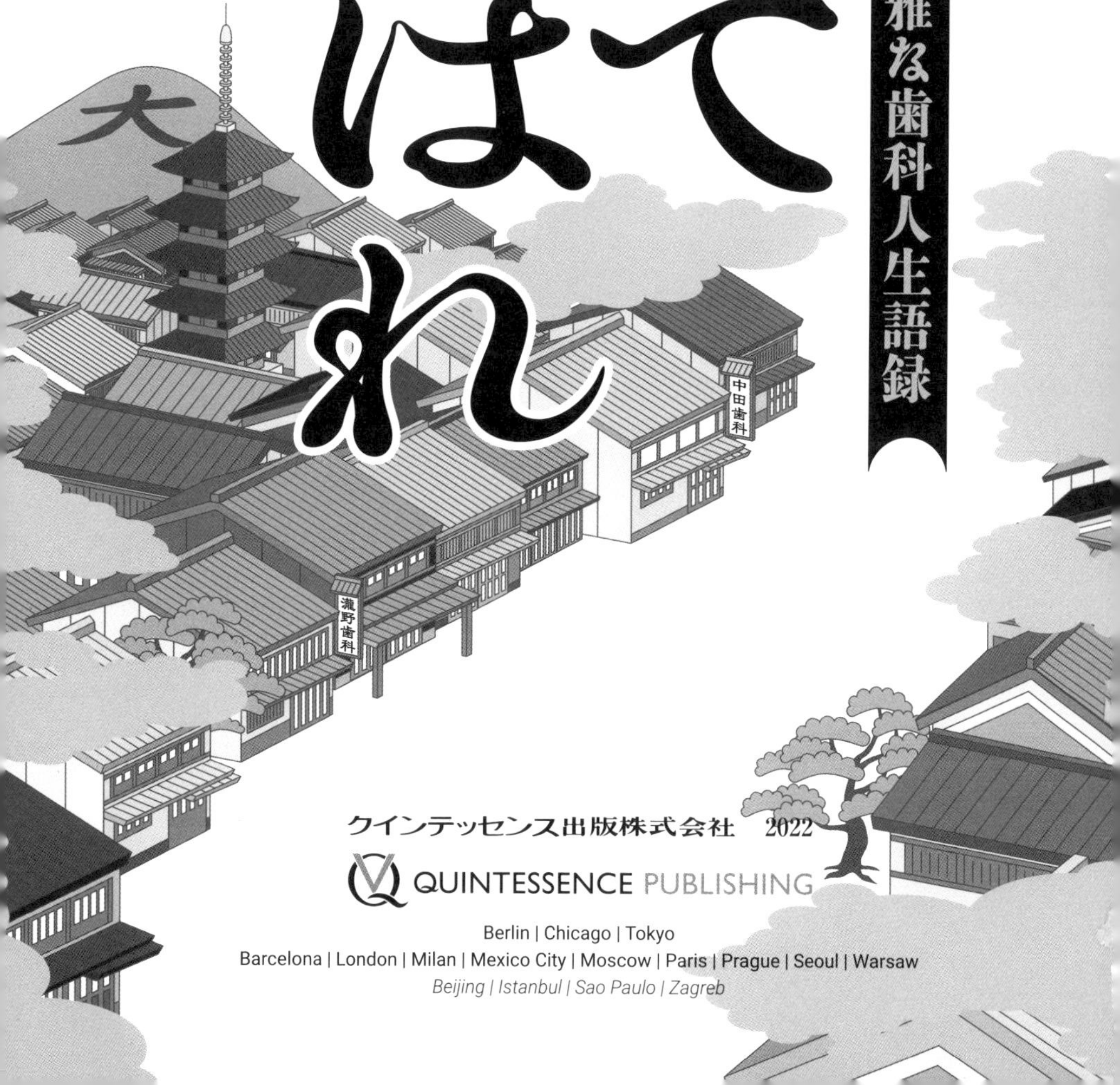

クインテッセンス出版株式会社　2022

QUINTESSENCE PUBLISHING

Berlin | Chicago | Tokyo
Barcelona | London | Milan | Mexico City | Moscow | Paris | Prague | Seoul | Warsaw
Beijing | Istanbul | Sao Paulo | Zagreb

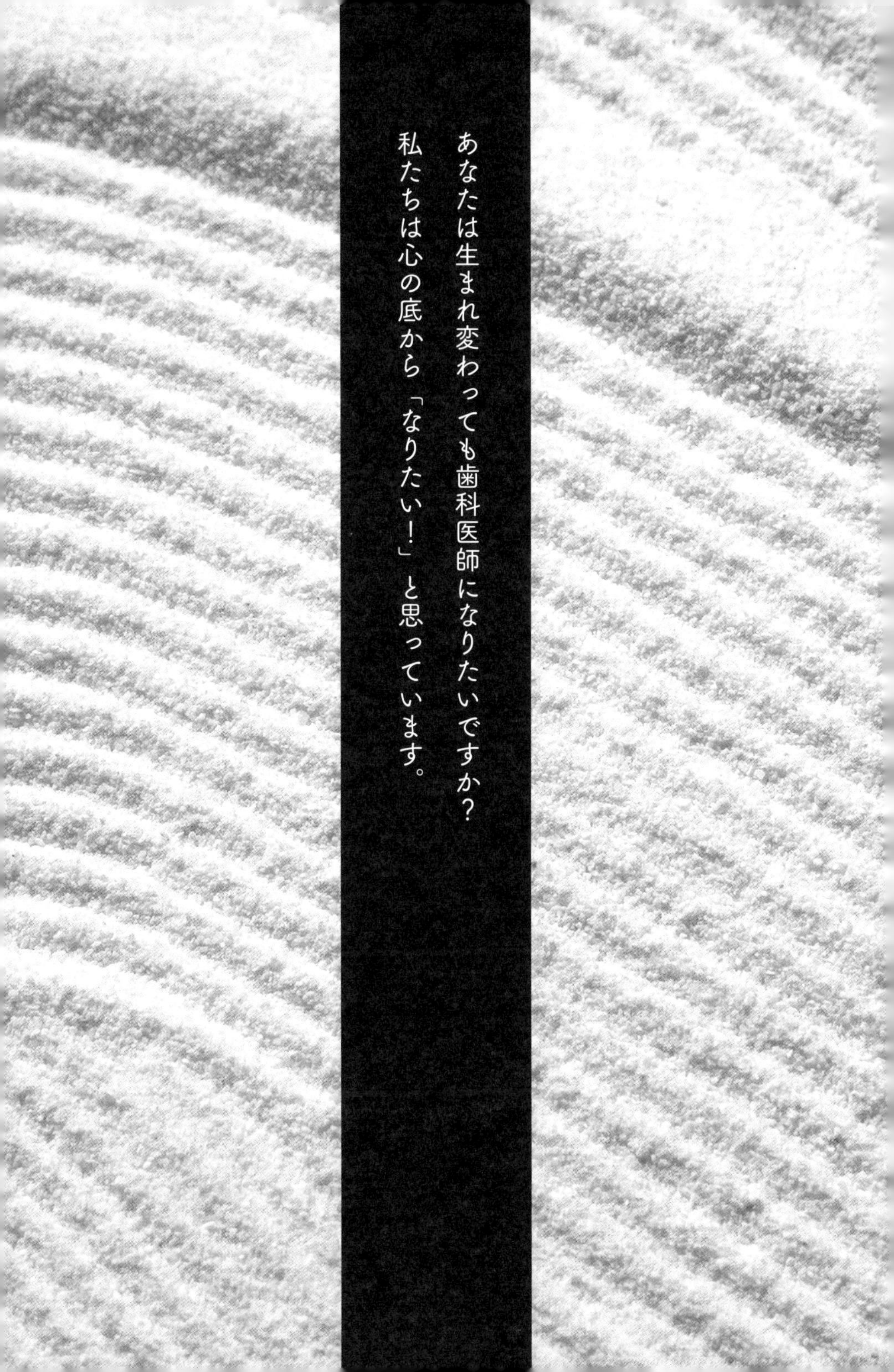

あなたは生まれ変わっても歯科医師になりたいですか？
私たちは心の底から「なりたい！」と思っています。

はじめまして、京都で歯科医院を開業しております
コータローこと、中田光太郎（現56歳）と
タッキーこと、瀧野裕行（現55歳）と申します。

私たちは学年こそ違えど
お誕生日は一日違いで、
毎年いっしょにお誕生日をお祝いするくらい
とっても仲良しコンビです。

よく若手ドクターから
「何でそんなにいつも前向きなんですか？」
「どうしたら、先生みたいになれますか？」
と質問を受けます。

よほど頭が良くないと、
よほどお金を持っていないと、
よほど才能がないと、

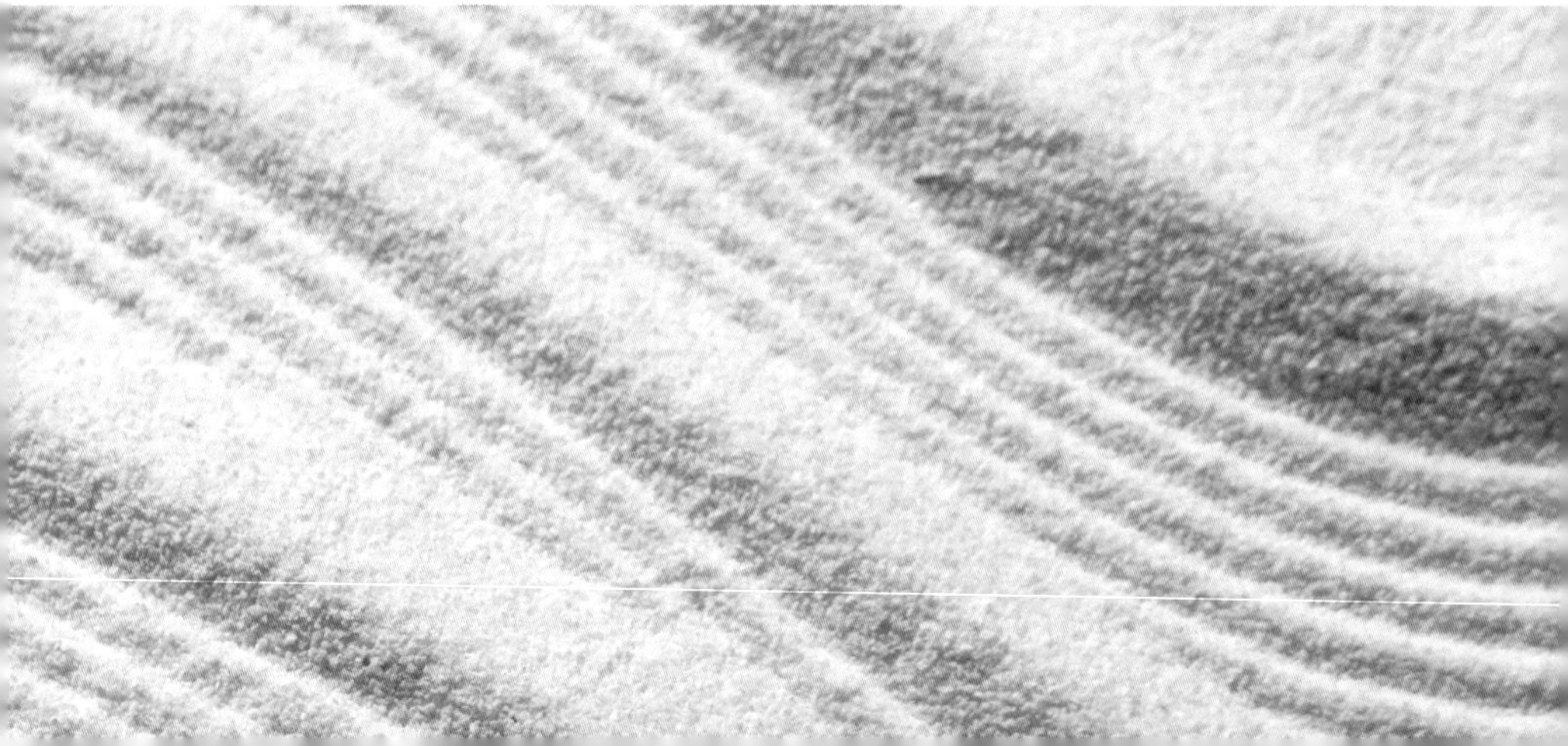

〝いけない〟と思っている頭でっかちな若手ドクターが
増えた気がします。

でも、私たちも決して最初から恵まれた環境で
育ったわけではありません。
そもそも私たち二人は歯科医師の家庭に育ったわけでなく、
私（コータロー）は、貿易業の父を迎えに
いつも空港に出向いていたせいで
パイロットに憧れるも
視力が急激に落ちたせいで、親友に誘われて
歯科医師になる道を選びました。

一方、私（タッキー）は、内科医の父の仕事の関係で
ニューヨークに生まれました。
帰国後は自由奔放に過ごしていましたが、
挫折の繰り返しで中学生頃からグレ始め、ヤンキーに変貌。
しかし、父への反抗心から一念発起し、歯科大学に入学しました。

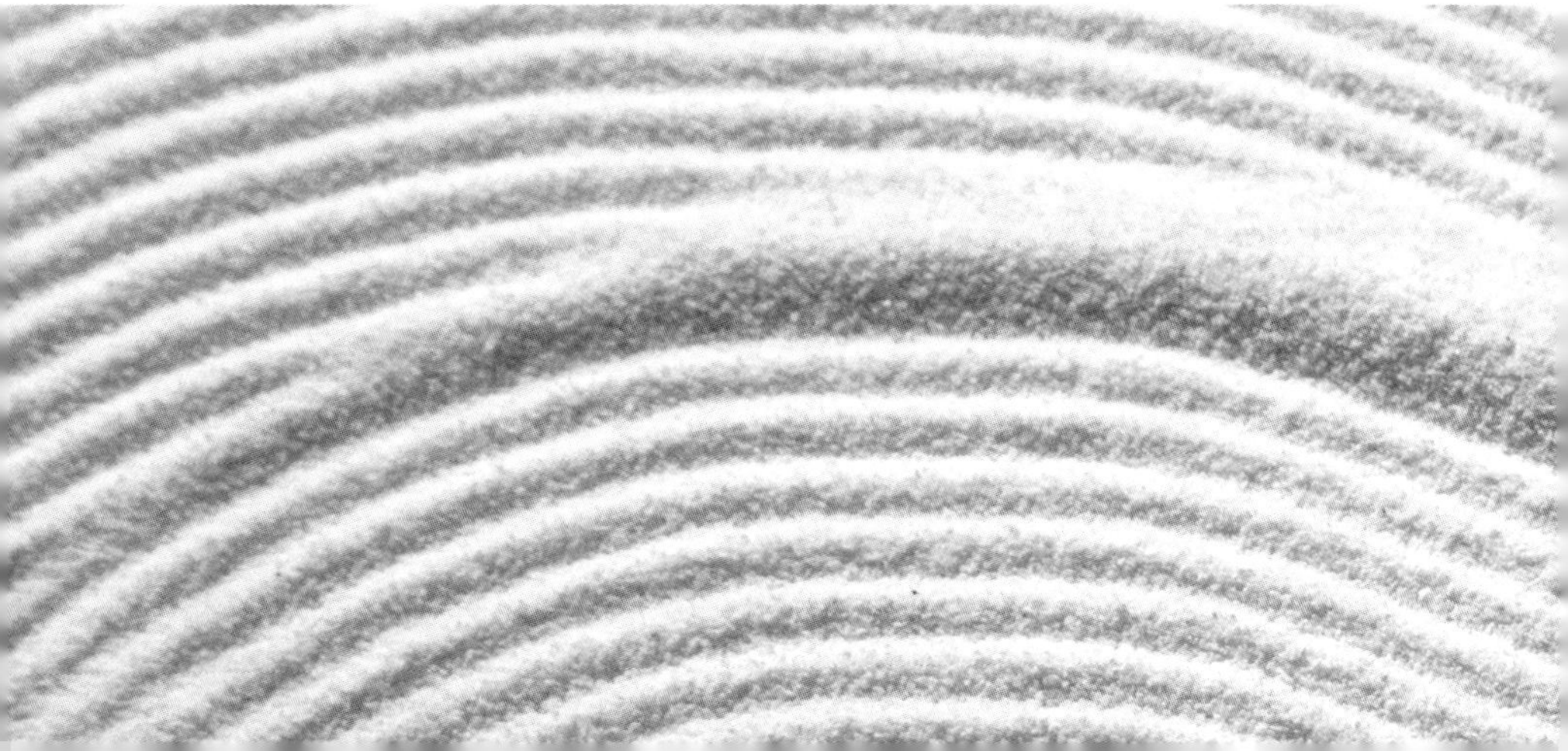

日々、診療しているなかで
患者さんからのクレームや
スタッフのことで頭を悩ませたり、
つらいこと、嫌なことはたくさんあります。

でも、それ以上に、歯科医師はたくさん面白いことがあります。
毎日、ワクワクしながら、
楽しみながら仕事も遊びも満喫しています。

なぜ、そんな前向きな気持ちになれるのか、
それには多くの先輩たちの言葉を見聞きし、
また、日々研鑽を積むなかで、またいっぱい遊びながら
導いてきた言葉の数々が
僕らを支え、
自信へとつながってきました。
私たちは、京都に住み、京都で開業しています。
二人とも生粋の京都人です。

はじめに

京都の街の独自性は「京のぶぶ漬（お茶漬け）」という
ことわざが示すように、
よそさんから見ると
なかなか難しい人付き合いがあるのかなぁ、
と思われているようです。
実際には、おもてなしの作法がより深いと言われています。
そんな京都で鍛えられた（？）独特の感性で
われわれが好き勝手に大好きな歯科医師人生のためのアドバイスを
本書に集約しました。

ただ、眺めるだけもいい。
まずは無駄な力を抜いて、
「やってみなはれ」

令和三年十一月吉日

中田光太郎
瀧野裕行

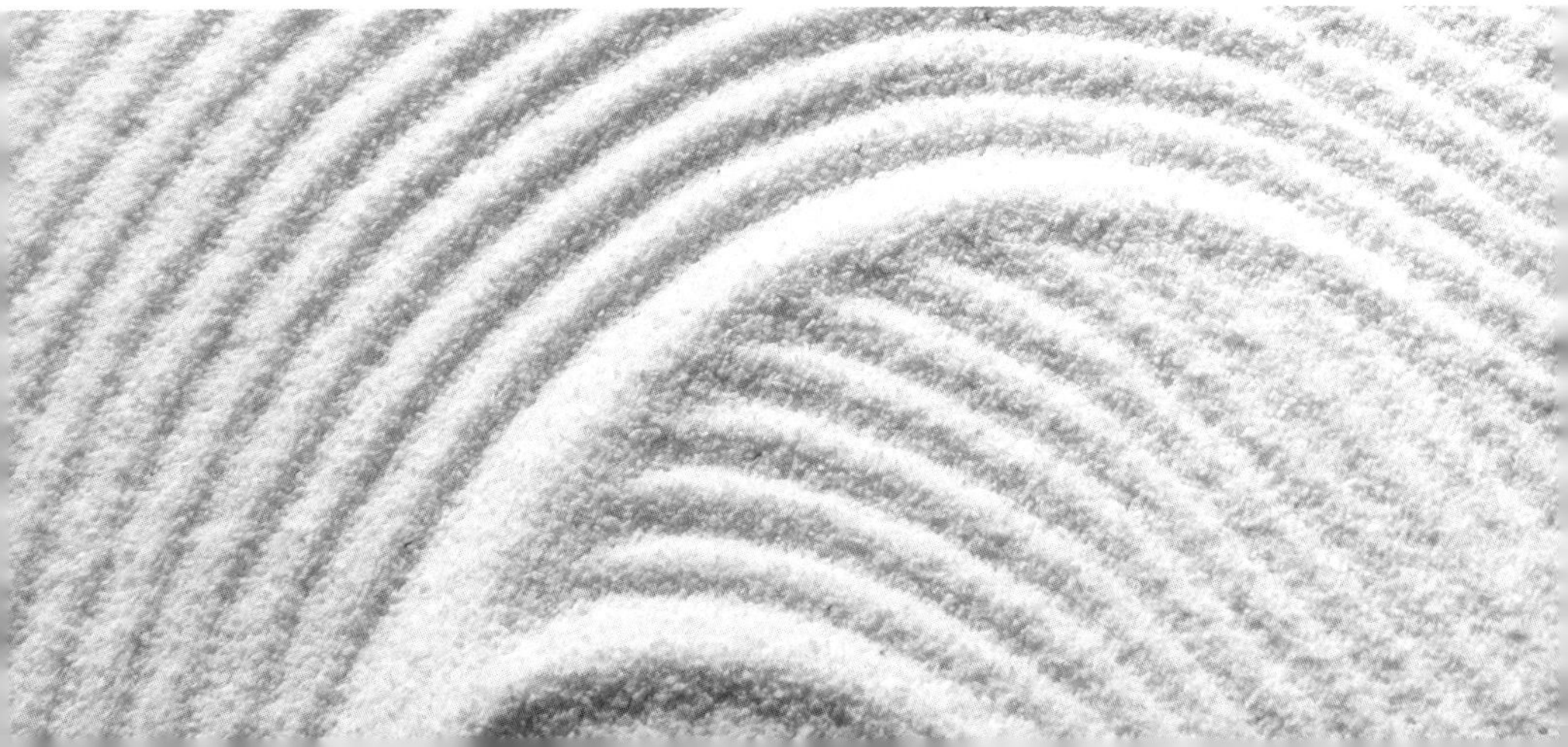

Questions　質問コーナー

長年つづけていることは？

禅問答

もらってうれしいプレゼントは？

LINE バブルのにんじん

人生最大のピンチはいつ？

4年おきくらいにピンチはやってくる。どれも最大規模!!

自分を動物に例えるなら？

トイプードル

無人島に1つもっていくなら？

iPhone

もしも宝くじで3億円当たったら？

世界中のミシュラン三ツ星店を全制覇すること

Clinic Data　医院データ

臨床経験年数

臨床経験32年。1992年京都市西京区にて開業、2009年京都市中京区にて分院開設

スタッフの勤務状況

歯科医師9名
歯科衛生士14名
受付・助手12名

保険診療と自費診療の割合

医院としては
保険50%：自費50%
院長単体では
保険0%：自費100%

医院の強み

世界水準の治療、一流のホスピタリティ、強固な経営基盤

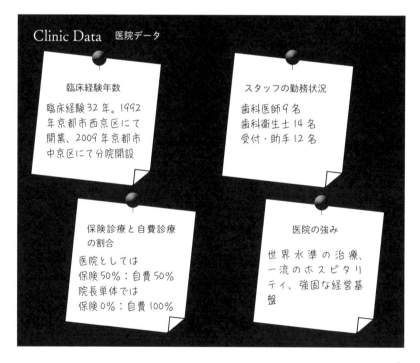

自己紹介
My Profile

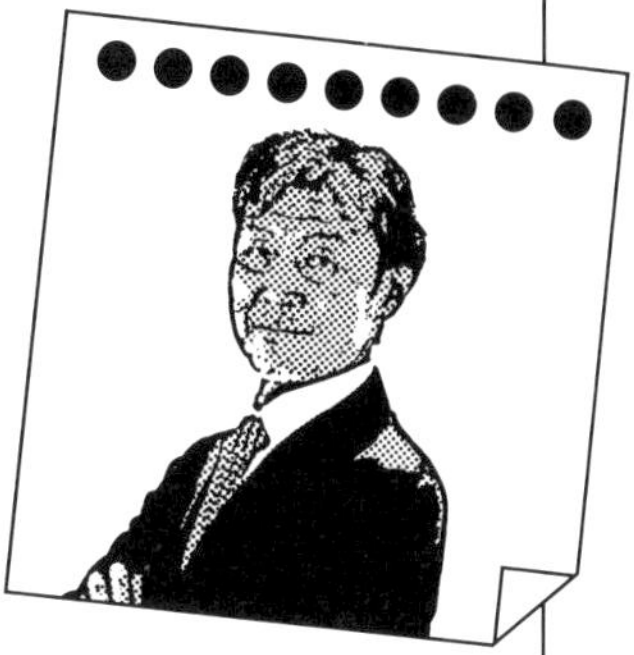

Name　中田光太郎

Nick Name　コータロー

Birthday	Birthplace	Blood Type	Hobby
1965年4月22日	京都	O型	LINEバブル、ミシュラン巡り

My Favorites　お気に入りコーナー

色	本／雑誌	テレビ／映画
ピンク	食べる美容液／ENGINE	情熱大陸／男はつらいよ

マンガ／アニメ	歌手	芸能人
アタック!!／クレヨンしんちゃん	桑名正博	一青 窈

食べ物	車	季節
コーンスープ、おかき、豆全部	フェラーリ	夏

Questions　質問コーナー

長年つづけていることは？

徳を積む、保険審査委員

もらってうれしいプレゼントは？

チョコレート，阿闍梨餅

人生最大のピンチはいつ？

胆嚢結石になったとき

自分を動物に例えるなら？

セイウチ

無人島に１つもっていくなら？

愛

もしも宝くじで３億円当たったら？

島を買う

Clinic Data　医院データ

臨床経験年数

臨床経験31年。1995年京都市右京区にて開業、2006年医療法人社団裕和会設立

スタッフの勤務状況

歯科医師4名
歯科衛生士16名
受付・助手5名

保険診療と自費診療の割合

医院としては
保険50%：自費50%
院長単体では
保険10%：自費90%

医院の強み

万全のチームワーク、高度な技術と一流のホスピタリティ

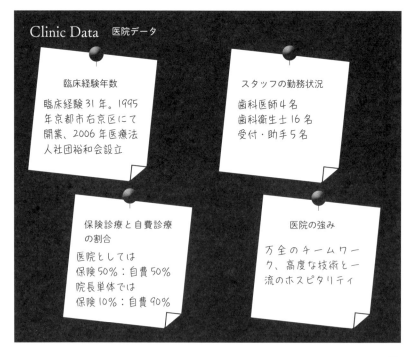

自己紹介

My Profile

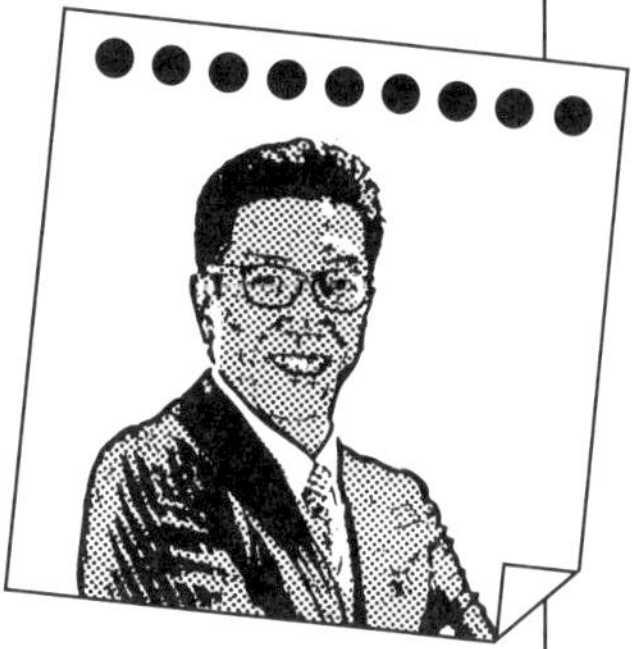

Name 瀧野裕行

Nick Name タッキー

Birthday	Birthplace	Blood Type	Hobby
1966年4月21日	ニューヨーク	A型	祇園&銀座パトロール

My Favorites お気に入りコーナー

色	本／雑誌	テレビ／映画
青	こだわりペリオサブノート／LEON	吉本新喜劇／コンフィデンスマンJP

マンガ／アニメ	歌手	芸能人
俺の空／フランダースの犬	Official髭男dism	新川優愛

食べ物	車	季節
フグの白子、ピータン	マセラティ	春

目次

第1章 やってみなはれ

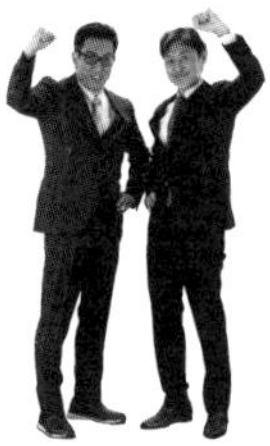

目次

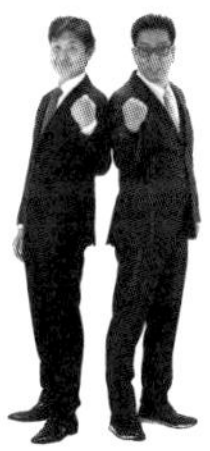

第3章 任せてみなはれ

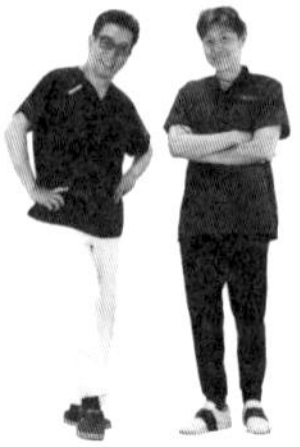

第4章 楽しんでみなはれ

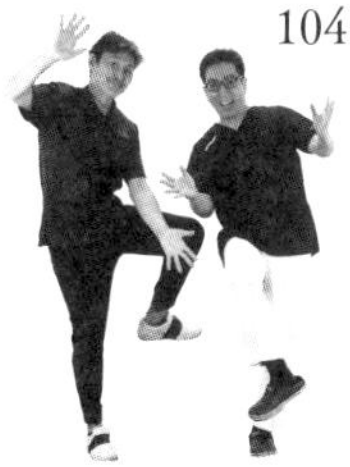

第5章 かまへんかまへん

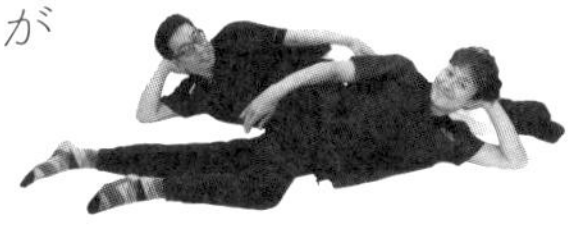

第6章 あきまへん

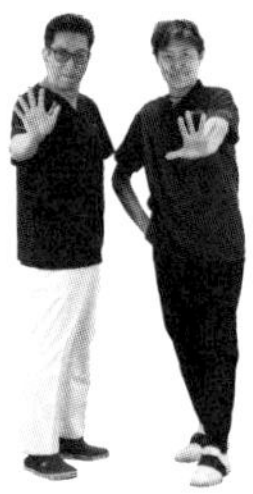

第7章 おおきに

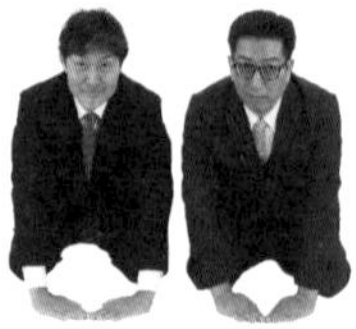

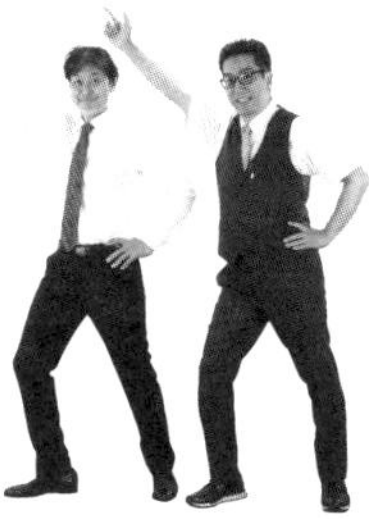

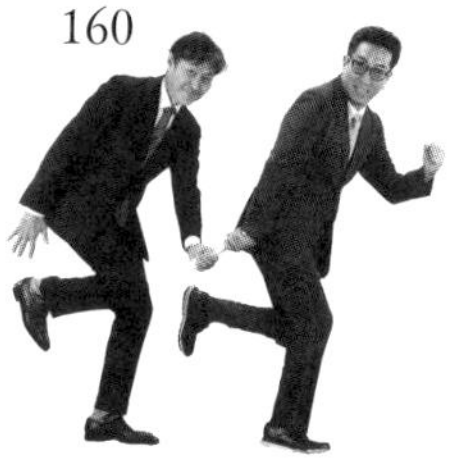

カバーイラスト／関上絵美・晴香
写真撮影／若林茂樹
装丁・編集デザイン／江森かおり

第1章

やってみなはれ

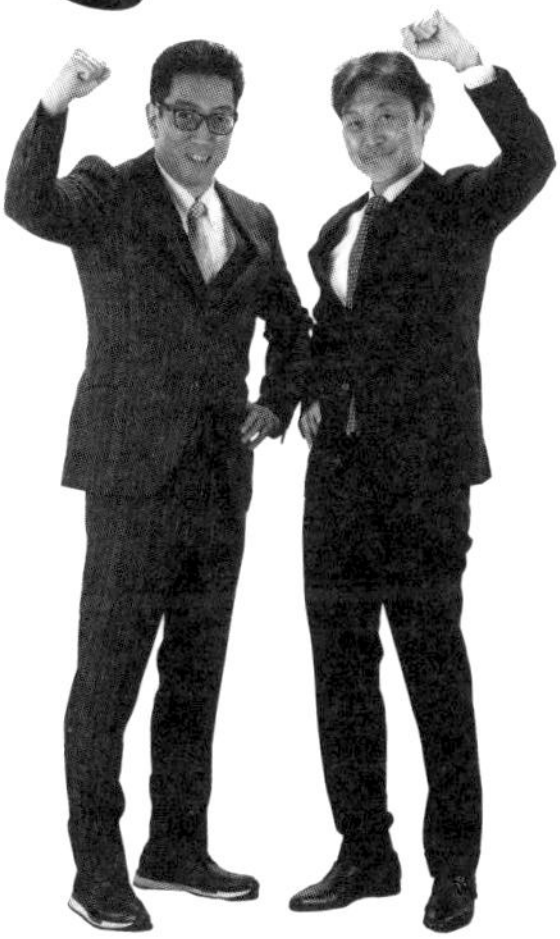

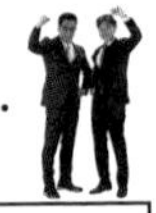

やってみなはれ

001

全力投球、したはりますか？

簡単に全力投球というが、本当にそれが全力だろうか。何事においても全力で生きてきたつもりだが、本気で頑張ったのは30代から40代までだったのかもしれない。今は手を抜くことも覚えたが、全力投球した30代の貯金でなんとか頑張れるものだ。あなたのその全力投球は本物どすか？

やってみなはれ

002

歯科医師としてのプライドと誇り

歯科医師の中にはプライドが高すぎると感じる人も散見するが、プライドの低すぎる人もいかがなものかと思う。患者さんに共感することは大切だが、患者さんに迎合してはあきまへん。自分自身を鼓舞するためのプライドと誇りをもって、患者さんに迎合することなく、治療にあたることが大切やねん。

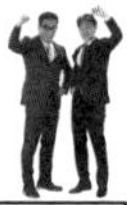

やってみなはれ

003

ケープレは名刺代わり

少し厳しい言い方をすれば、私たちはいろいろな先生と挨拶するが、記憶に残り名前を覚えるのは、ケースプレゼンテーションを見せていただいた先生。臨床の世界に身を置く限り、自身の症例は名刺代わりで、何よりも自分の証なので、日々症例写真はしっかり撮っておこう。

やってみなはれ

004

ジャッジできる人

患者さんに治療法を選択してもらう時、自信を持ってその方法を推奨できる歯科医師とそうでない歯科医師では患者さんの答えは明白だ。十分な選択肢を与えてもらえない患者さんは不幸だよね。必要か否か、正しいジャッジができるには、完璧にその手技を習得しておくことが大切だ。

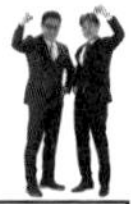

やってみなはれ

005

素直さと謙虚さ

若手歯科医師を指導できる立場になってつくづく思うのは、伸びる歯科医師、成功する歯科医師は、〝素直な心〟と〝謙虚な姿勢〟を持ち合わせている。どんな人からの意見も素直に受け入れて、少しできるようになっても慢心せず、患者さんに対しても謙虚であってほしい。

やってみなはれ

006

暴力と無力

勤務医時代は知識も乏しいのに暴力的な治療をしていたと反省しているし、開業してからも習ったことを実践できずに無力で終わっていることも多い。「知識なき実践は暴力である。実践なき知識は無力である」。私は生涯この言葉を胸に研鑽したい。

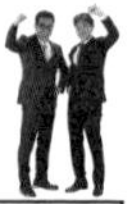

やってみなはれ

007

最大の武器

歯科医師の武器はたくさんある。患者さん目線で言えば、優しい、痛くない、早い、説明が上手、男前など数限りないけれど、最大の武器は〝豊富な知識〟と〝高度な技術〟。医者ならたくさんの武器(引き出し)を備えよう。選択肢が少ないと、患者さんは不幸だよね。

やってみなはれ

008

人への投資は無限大

人への投資は惜しまず続けることが大切だ。見返りを求めたらあかん。時にかけがえのないものが得られることもある。可能性は無限大だ。

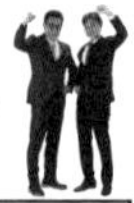

やってみなはれ

009

5年日記をつける

2日前の食事、何を食べたかさえも定かでないし、ましてや1年前の今日何していたかなんて、全然覚えていない。継続した日記を書き続けることで、過去の自分の考えや行動を冷静に省みられるし、時に自分の成長がわかり、嬉しいこともある。日記は過去の自分に向き合うことのできる貴重な習慣。

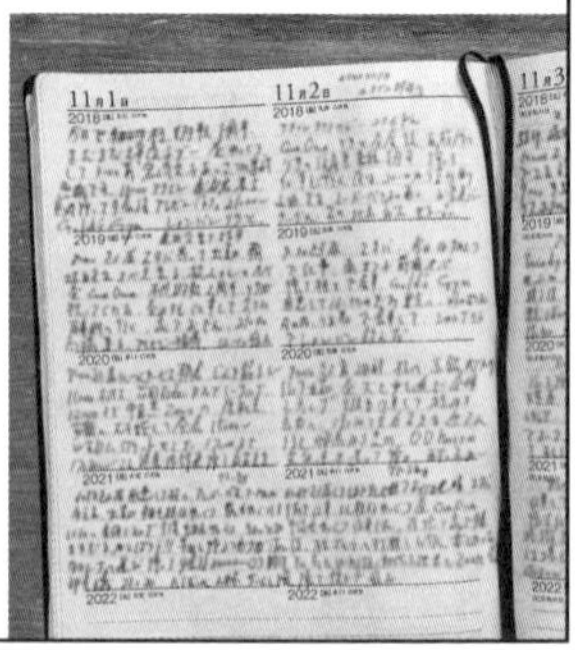

やってみなはれ

010

空気を読む

ＫＹという言葉はもはや死語に近いのかもしれないが、結局、空気を読んで周囲に気配りや配慮のできる人が優秀な人間なんだよね。洞察力と観察力、そして感性を磨くこと。これに尽きる！　さらに言えば、瞬時に空気を作れるようになりたいものだ。

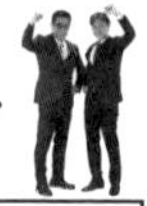

やってみなはれ

011

自分を映し出す鏡

患者さんとスタッフは自分を映し出す鏡。最初から良い患者さんと良いスタッフが現れるはずがない。もし現れてもすぐに離れていくだろう。自分を磨き続けるしかない。そうすれば、いつか自分の器に見合った最高の患者さんと、すばらしいスタッフに囲まれて仕事ができる。

やってみなはれ

012

リミッターを外す

歯科医師の収入はこれくらい、医院の売り上げはこれくらい、治療の技術や知識もそこそこ頑張っている……。そう自分で限界を決めてしまっている歯科医師は少なくない。どんな分野においても、上には上がいる。もっと広い世界を知って凝り固まったそのリミッターを外してみたら、どうですか。

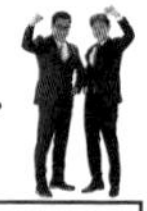

やってみなはれ

013

若いけど……

私は開業当初と勤務医時代、「若いけど上手やね」とか「若いけど説明がうまいね」なんてことをよく言われた。そりゃあ、息子より若い先生に好んで診てほしい患者さんは少ない。患者さんがそう思っていることを肝に銘じて、若手ドクターは〝熱意と誠意で勝負！〟やで！

やってみなはれ

014

清水の舞台から飛び降りる！

ご存知の方も多いであろう京都のことわざであるが、あの清水寺の舞台から飛び降りる、つまり、決死の覚悟で実行すること。人生において何回清水の舞台から飛び降りられるかが勝負。開業の一回限りではさみしいから勝負どころはアグレッシブに攻めろ！

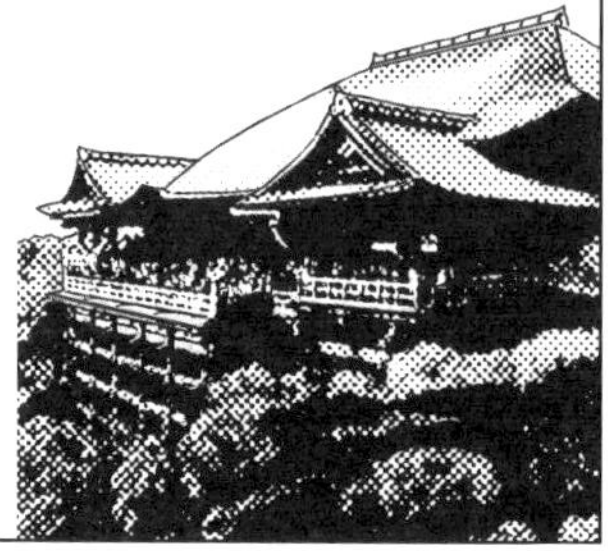

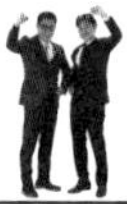

やってみなはれ

015

始めるのは自分だ

白洲次郎より

連合国軍占領下で吉田茂の側近として活躍した白洲次郎曰く「始めなければ何も始まらない。始めるのは自分だ。始める場所はここだ。始めるときは今である」。彼のように生きたい。

やってみなはれ

016

いろいろな壁

スタッフとの壁、患者さんとの壁、自分自身の壁、塗り壁、いろいろな壁があるが、自分自身が変われば、いつかは乗り越えられる。「目の前に現れた壁は必ず乗り越えることができる。なぜなら乗り越える能力のない人間にその壁は現れないから」。要は自分を信じて諦めない心を持ち続けることやね。

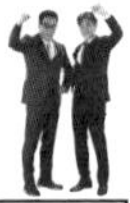

やってみなはれ

017

学会参加も大切な仕事

精力的に学会に参加して知識を吸収し、専門医や指導医の資格を取得することは、臨床家としてぜひとも携わるべきである。自分が決めた専門分野だけでもいいから、アグレッシブに活動することは、自身のプライドにもなるし、モチベーションの維持・向上に絶大な効果がある。

やってみなはれ

018

土日を潰すことからスタートする

月に最低1回は、土日を潰して勉強の時間と決める。家族を犠牲にする時もあるが、それが歯科医師という仕事。未来に向けて大きな果実を手にするためにすべてはそこから始まる。

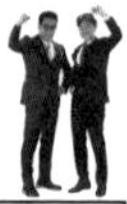

やってみなはれ

019

勝ち組を目指そう

中医協のデータを見ていると、残念ながら歯科において勝ち組と負け組がはっきり分かれてきたことは否めない。この差は何か？　ずばり、勉強をがんばる先生とそうでない先生との差である。勉強熱心な先生には、臨床の向上はもちろん、勝つためのいろいろな情報が勉強の場で入ってくる。

やってみなはれ

020

自己投資

投資の中でも一番大切なのが、自己への投資。年間で高額なセミナーやコースがいろいろとあるが、周りに勧められて参加した多くのものは、その後投資した分の何倍にもなって回収できた。そこを惜しんでいては、未来は開かんよなあ。

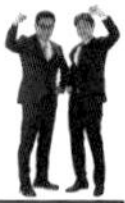

やってみなはれ

021

勉強した者勝ち

歯科医師は勉強することとお金を稼ぐことが正比例する職業。自分たちを振り返ると、好き勝手に生きてきたけれど、勉強だけはお互いライバル心を持ちながら切磋琢磨してきてホンマに良かったと思う。これがなければ、今の自分たちはないし、歯科医師としての今のポジションもなかった。

やってみなはれ

022

次世代へ

歯科医師として、われわれの時代より子どもたちの時代がより良くなるよう努めること、これがわれわれの仕事であり、義務である。そして、歯科医師の社会的地位が今よりもっと向上するように努めること。今、歯科医師であるあなたと私の使命。

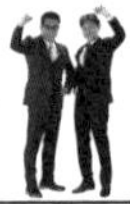

やってみなはれ

023

貯〝金〟

私たちのようにお金を使うことに長けていて、貯めることが苦手なものがいうのも変だが、自戒と後悔を込めて、貯金はやはり精神的な余裕を生むので、若いときから計画的にお金は貯めよう。人生尻すぼみが一番さみしいからね。

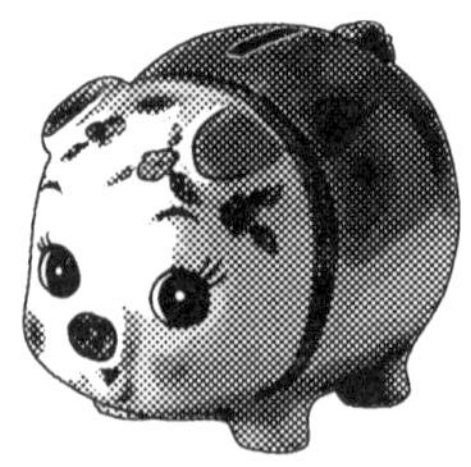

やってみなはれ

024

貯〝筋〟

歳とともにわかってきたけれど、貯金はもちろん、貯〝筋〟もとても大事。歯科医師の仕事はけっこう体を酷使し、つくづく体が資本だと感じる。貯筋も含めて健康管理をしっかり継続しよう。こちらも自戒を込めて！

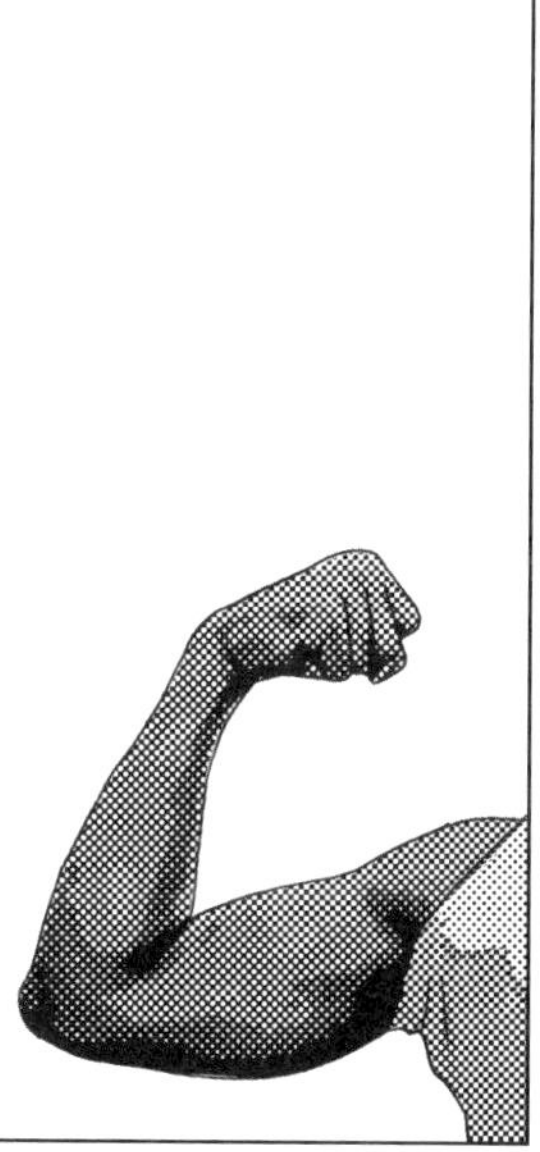

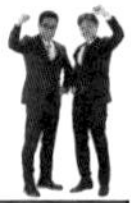

やってみなはれ

025

歯科医師という肩書き

歯科医師という肩書きは有難いことに世間での社会的評価は高い。しかし、私は医者の家系ということもあってか長年、劣等感を持ち続けていた。それがハングリー精神となり、現状に満足せず頑張ってこれた。今では劣等感こそないが、肩書きがなくても裸一貫でも生きていけるような男でありたい。

やってみなはれ

026

ケアとキュアの両輪

「あそこの歯科医院は予防系？　技術系？　はたまた接遇系？」なんてようわからんことを時々耳にする。どれひとつ欠けてはいけないし、すべて大切なことだから偏ることなく、全力で最高のものを提供したい。ケアとキュアの両輪が揃っていないとまっすぐ走れないよ。

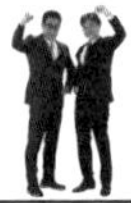

やってみなはれ

027

設備投資が未来の扉を開く

CT、CAD/CAM、マイクロスコープ、口腔内スキャナーと、高額な投資を必要とする医療機器が登場しているが、どのタイミングで何を買うのかは、経営者として本当に悩ましい。基本的に先手を打つのが大事と考えているが、仲間の意見や情報は貴重だし、5年先、10年先を見据えて決断すべき。

やってみなはれ

028

アポイントが埋まらん

アポイント帳がスカスカでも、できるだけ連続した枠にアポを入れよう。患者心理として来院した時も帰る時も他に患者さんがいなければ誰だって不安になる。次の患者さんが来院するまで、ずっと治療をさせてもらうくらいの気概が必要だ。早く終わって休んでいる暇はないで。

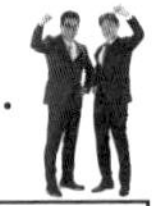

やってみなはれ

029

ストレスから逃げるな

歯科医師はストレスから逃れようのない仕事だと思う。患者さん、スタッフ、経営など。中にはストレスがかからないように患者さんに先に伏線を張ったり、前もって言い訳をしている人もいる。プロならあえてストレスですら楽しむくらいの強靭な精神力を養うべきだと思う。心の加圧トレーニングやね。

やってみなはれ

030

人たらし

人間力を磨くこと、これはどんな仕事でも絶対大切だ。私の周りでも人間力の強い人がいつも勝っている。人間力を磨くには仕事だけでなく、さまざまなことを経験して、いろいろな人とお付き合いして培われていく。世間の狭い歯科医師にはならんように。

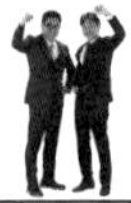

やってみなはれ

031

まずはラポール

患者さんとの信頼関係が築けていない治療行為は本当に怖い。応急処置を除いては、まずはラポールの形成のために、初診時は患者さんの主訴や希望に耳を傾けることに時間を使おう。一度築いた信頼関係はその後の治療をスムーズにするし、その逆も然り。

やってみなはれ

032

未来予想図

おぼろげでいいので、自身の歯科医師人生、どう歩んでいくか、どこをゴールにするかはいつも考えていてほしい。それによって、今すべきことが何かが明確になる。常に前向きに、明るい未来を描いて突き進んでいこう！　お互いにな。

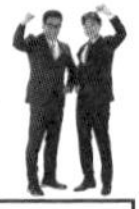

やってみなはれ

033

考えるより、まず行動

「やりたい！」と思ったらすぐ行動。後のことは後で考える。「やるやる」と言いながら、全然やらない人がたくさんいる。決断力、行動力は将来を大きく変える。ためらったり、悩んだりしている暇はないで。

やってみなはれ

034

コンサルテーションは真剣勝負！

治療説明の時間は真剣勝負。患者さんに受け入れていただくために、最大限の尽力をする。コンサルテーション時、私は患者さんがどんな方か見抜こうとするし、患者さんも同じ。自分の治療を任せるに足る先生か品定めをされると思って対応しよう。だから真剣勝負！

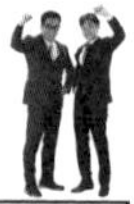

やってみなはれ

035

最初の3年

医院経営にもラーニングステージがあって、開業当初の3年間は組織の土台作りとして重要だ。勤務医時代に培ったものを受け継いでもらうために、院長自ら手本となり、受付、スケーリング、TBI、セメント練和、クレーム処理などすべて行う。必死だった3年間をこれから開業する先生に見せてあげたい。

やってみなはれ

036

歯科医師の商売道具は〝技術〟

私たちがクリニックで患者さんに提供するもっとも大切なもの、それは〝技術〟であり、それ以外の何物でもない。技術を磨くことこそが、クリニック全体の価値を上げ、その技術がたとえ高価でも、価値を理解した患者さんは来院してくれはるよ。

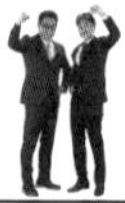

037

リーダーシップを極める1

本田宗一郎より

ホンダ創業者の本田宗一郎氏の語録に「人を動かすことのできる人は、他人の気持ちになれる人である。自分が悩んだことのない人は、まず人を動かすことはできない」とある。開業医は日々悩み、他人の気持ちを推し量り、はじめて指導力を発揮できる。

やってみなはれ

038

リーダーシップを極める2

アイゼンハワーより

第34代米国大統領のアイゼンハワーの語録に「ユーモアのセンスはリーダーシップに必要なものであり、処世術であり、物事をうまく運ばせる方法である」とある。親父ギャグでもええ。笑いのセンスは人心掌握に大切なもの。笑いの絶えない医院を目指そう！

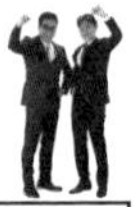

やってみなはれ

039

診ないという選択

患者さんを選別するのはよくないが、たとえば初診時の資料採得に同意いただけない（エックス線を撮ってほしくないなど）場合、治療がスタートできない。必要な資料はすべてこちらの判断で採得させていただくという条件を受けていただかないと、問診票はお書きいただかない。

やってみなはれ

040

一見さんお断り

京都人のイメージである「いけず」。これは京都の排他性として語られる言葉であるが、裏を返すと一見さんお断りに通じる、常連客を見据えた商売をしている様が、傍から見ればそのように映るということ。よそから来た人でなく、自分とこの価値がわかる人を大切に扱う。いけずな要素も必要かも。

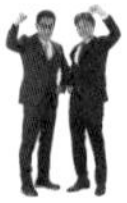

ちょっと苦手な人間関係も、これでスッキリ！
コータロー＆タッキーに学ぶ

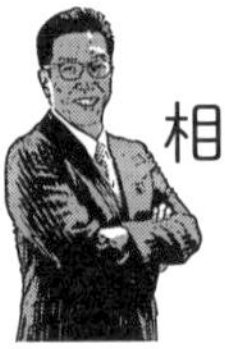

相手を動かす効果的な京都弁フレーズ❶

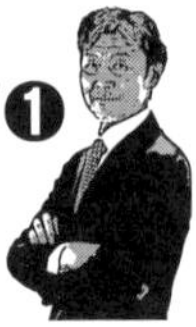

「スタッフ編」

それええやん！
やってみー

なるほどなぁ～、
任せてええか？

大丈夫！　見といた
るから一緒にやろ！

どや？
出来そうか？

なんでお願いするか
ていうとー

どう思った？　わか
らんことないか？

その調子で頑張って
やぁ！

すごいなぁ～、頼り
にしてまっせ！

惜しいなぁ～、そこ
できたら最高やん！

落ち込まんでええ、
次どうする？

第2章

試してみなはれ

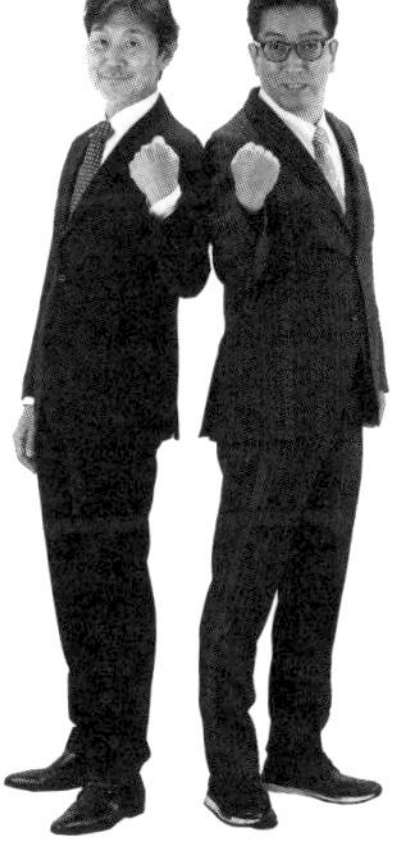

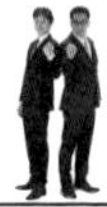

001

魔法の言葉

今まで幾度となく、スタッフから辞めたいという相談を受けたが、2時間もすれば「やっぱり頑張ってみます」に変わっている。今いるスタッフのほとんどが経験者だ。魔法の言葉なんてないが、経営者の立場を度外視して、どれだけ本人の将来を親身になって、わが子のように考えてあげられるか！　やね。

試してみなはれ

002

願えば叶う

「こんな治療をしてみたい」「こんな方法で患者さんを治してあげたい」。セミナーなどで技術を習得した直後、すぐにやってみたくなるのは、歯科医師の性である。そう願えば、必ず症例が舞い込んでくる。実はこれ、突如現れたのではなくて、今まで気づかなかっただけのこと。とにかく願うって大事やで。

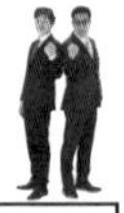

試してみなはれ

003

アンテナを張る

街歩きでアンテナを張りながら眺めると、クリニックに活かせそうなヒントがたくさんある。最近、壁に向かって座るお一人様カウンターが設置されている店が目に付く。試しに待合室にカウンターを置いてお一人様コーナーを作ったが、とくに若い患者さんの多くの方が利用される。

試してみなはれ

004

トイレ掃除

開業して四半世紀の間に朝のトイレ掃除1年間を過去3回行ったことがある。朝が苦手な私にとっては耐え難い試練やった。1回目はスタッフがこのままではついて来ないと感じた時、2回目は経営が傾きかけた時、3回目は「トイレの神様」の曲を聴いて……だったかな。心も一緒に洗えるのが、トイレ掃除。

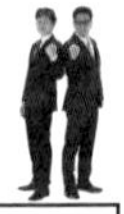

試してみなはれ

005

コータローが考える
最初のブランディング

私は開業当時、何のブランディングも立てずに開業したから、ただただ保険診療に邁進する日々を送っていた。今思えば、危ない橋を渡っていた。これから開業する先生は、どんな患者さんをターゲットにするか、医院で何を提供したいのか、しっかりブランディングして頑張ってほしい。

試してみなはれ

006

タッキーが考える
最初のブランディング

選ばれる医院になるには、得意分野を活かしたブランディングが必要だ。私も開業当初は何の武器もなく、ありきたりな医院だったが、麻酔の注射だけはピクリとも痛みを与えない自信があった。これには予想以上の反響があり、多くの患者さんがきてくれた。武器はどこにでも転がっているんやで。

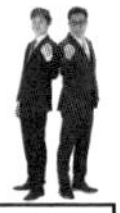

試してみなはれ

007

コータローが考える自費診療

基本的に私の今の診療形態は、自費診療のみを行っている。以前は保険診療もしていたが、自費の患者さんに十分な時間がとれず、時間のコントロールが難しかった。そこで診療エリアも完全に分けて自費診療に特化するようにした。その結果、余裕をもった処置時間を常に獲得できるようになった。

試してみなはれ

008

タッキーが考える自費診療

基本的に私は保険と自費の混合診療の形態を続けている。理由の一つは、長期的に通院してくれている患者さんに敬意を払うため。また、自費診療の患者さんにも効率よく保険診療を取り入れたいからだ。そして自らが率先して保険診療の手本を見せることで勤務医にクオリティを上げてもらうためでもある。

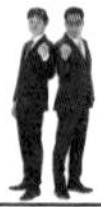

試してみなはれ

009

二流のひよっこ1

二流のものを見ていたら、三流にしかなれない。まずは本物の一流を見極める力が必要だ。今まで生きてきた中で、ほんの一握りの一流を見る目は養えたと思う。だからわかる。私はまだまだ二流のひよっ子や。

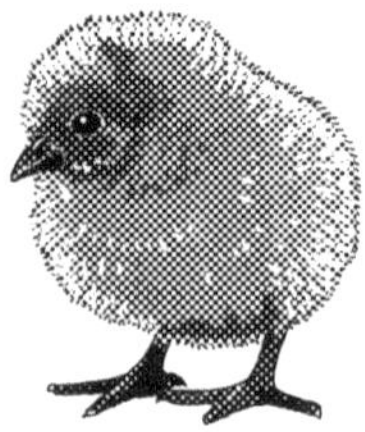

試してみなはれ

010

二流のひよっこ2

私の周りにいる一流の仕事をされる先生方は、だいたい自分のことをまだまだ二流とおっしゃる。本当に臨床の奥深さと勉強の大切さを理解されているからこその謙遜さだと思う。私もそうなりたいし、まだまだやらないといけないことはたくさんある。

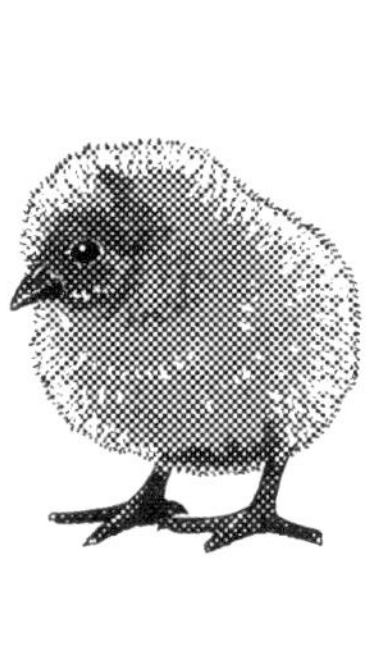

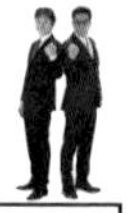

試してみなはれ

011

断捨離

医院を引っ越しした際に発覚した無駄なものの多さには驚いた。期限切れの材料や、使うことを忘れていた在庫の山。断捨離することで片付ける時間、探す時間の短縮にもつながり、効率は一気に上がる。必要なもの以外はできる限り捨てて常にシンプルにすることは、ものだけでなく気持ちも整理される。

試してみなはれ

012

運の良い人

「運の良い人につけ！」。最初、師匠から言われた時、良い気はしなかった。こすいヤツと思われそうで嫌だったが、あながち間違いではなく、核心的なことだと思う。少なくとも運の良い人は努力もしている。自力で運を引き寄せようとする意識は常にもっておきたい。

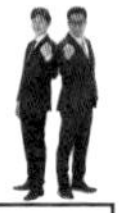

50歳を過ぎてから

50歳を過ぎると人生のいろいろなことが見えてくる。素直に過去を振り返り反省し、謙虚に未来の展望を語れる年頃になる。20代は思いっきり楽しみ、夢を語り、30代はがむしゃらに働いて挑戦し、40代は学びを継続して実らせる。そして50代は実ったものを摘み取り、人に与える。悔いの残らんようにね。

試してみなはれ

014

交流は広く！異業種からも学ぶ

歯科医師同士での飲み会やゴルフももちろん楽しいし、いろいろと情報交換できる機会である。また、異業種の友人とのお付き合いでは、自分の世界観の小ささに気づいたり、違う方向からの物の見方を教えられる。これもとても貴重な時間である。

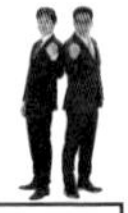

試してみなはれ

015

投資

株や不動産、今なら車とか時計まで投資対象になっているが、するしないにかかわらず、常に情報を集めるのは大事やと思う。それによっていろいろと見識も拡がるし、世の中の動きが理解できたりもする。ただし、本業が疎かになるのはＮＧだが。

試してみなはれ

016

お支払い

キャッシュレスの時代になり、現金での支払いが少なくなっている。治療費の支払いも、クレジットカード、交通系ＩＣカード、電子マネーも使えるようにしている。これも時代についていくために仕方ないと思うが、すべては患者さんの利便性のために。

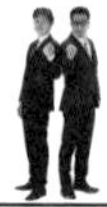

試してみなはれ

017

クリニックは常に変化を

クリニックは常にタイムリーに変化していく必要がある。世の中の動きに機敏に反応してアップデートしていくことが大切だ。いま歯科医業はいい意味でも悪い意味でも総合サービス業。提供するものの鮮度が落ちてはいけない。まずは開業！　勉強して、技術を身に付け、お金は後からついてくる。

試してみなはれ

018

カルテは患者さん情報の宝物

カルテにもいろいろあるが、患者さんの情報を記載するカルテは、患者さんのあらゆる個人情報が満載の宝物みたいなもの。最初の主訴に至るまでの経緯や体調の変化、家族のこと、趣味など些細なことも書き留めておけば、患者さんからの信頼がアップすること、間違いなし！

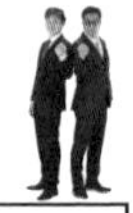

試してみなはれ

019

特技を身に付ける

日本は一般開業医がすばらしい仕事をするし、何でも自分でこなしてしまう。その中でも自分の得意分野を作ろう。そこだけは情報を常に更新して誰にも負けないつもりで取り組んでほしい。お互い異なる得意分野をもつ仲間が集まれば、こんなにすごいことはないよ。

試してみなはれ

020

伸びしろ

肌で感じるしかないが、医院の伸びしろがどれくらいあるのか、常に自問自答しながら仕事をしている。たとえば、自費率や売り上げが伸び悩んで容量がいっぱいになってきたと感じたら、起爆剤として設備投資や医院の拡張を考えた方がいい。でも自分自身の臨床の伸びしろは生涯なくならないよ。

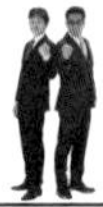

試してみなはれ

021

コータローが考える
問診票

歯科の問診票には、本音が隠されていることがよくある。それはお金の問題があるから。「前歯をきれいにしたい」「歯のないところに歯を入れたい」など書けばいくら費用がかかるかわからないから。本当の主訴は患者さんとの話の中で探ろう。

試してみなはれ

022

タッキーが考える問診票

問診票は初診時にどの医院でも最初に書いてもらうが、在り来りの質問しか載っていないし、患者さんも診てもらう前からそれほど時間をかけたくないだろう。主訴の治療がひと段落したところで、ゆっくり時間をかけて患者さんの深層にある願望や要望を引き出すような細分化された第二問診票が効果的だ。

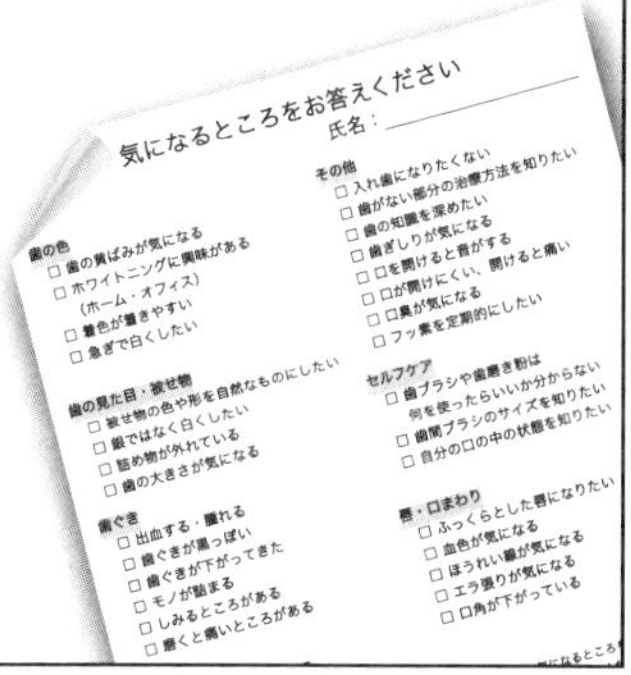
気になるところをお答えください
氏名：

歯の色
□ 歯の黄ばみが気になる
□ ホワイトニングに興味がある
（ホーム・オフィス）
□ 着色が着きやすい
□ 急ぎで白くしたい

歯の見た目・被せ物
□ 被せ物の色や形を自然なものにしたい
□ 銀ではなく白くしたい
□ 詰め物が外れている
□ 歯の大きさが気になる

歯ぐき
□ 出血する・腫れる
□ 歯ぐきが黒っぽい
□ 歯ぐきが下がってきた
□ モノが詰まる
□ しみるところがある
□ 磨くと痛いところがある

その他
□ 入れ歯になりたくない
□ 歯がない部分の治療方法を知りたい
□ 歯の知識を深めたい
□ 歯ぎしりが気になる
□ 口を開けると音がする
□ 口が開けにくい、開けると痛い
□ 口臭が気になる
□ フッ素を定期的にしたい

セルフケア
□ 歯ブラシや歯磨き粉は何を使ったらいいか分からない
□ 歯間ブラシのサイズを知りたい
□ 自分の口の中の状態を知りたい

唇・口まわり
□ ふっくらとした唇になりたい
□ 血色が気になる
□ ほうれい線が気になる
□ エラ張りが気になる
□ 口角が下がっている

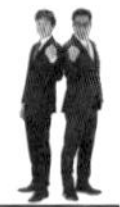

023

コータローが考える カウンセリングルーム

カウンセリングルームはコーナーでなく、ある程度ゆったりした個室にして、さらにプライバシーに配慮し、医院の中でもっともいい場所に設置する。なぜならもっとも大事な場所であると考えるから。ゆっくりと時間をかけてお話ができ、患者さんにとっても居心地のいい空間を提供することが重要だ。

試してみなはれ

024

タッキーが考えるカウンセリング

カウンセリングはチェアサイドの治療とは別に予約をお取りして、十分な時間を設けることが大切である。私は少々照れ屋なので、エックス線写真や口腔内写真に向かって双方向にお話をしながらチラチラお顔を拝見するくらいがちょうどいい。愛情をもってお互いの心が通じ合う時間にしたい。

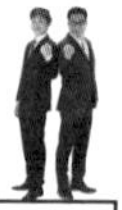

025

経営者の考え

商工会議所青年部に所属していたこともあり、私には多くの経営者の友人がいる。彼らと意見が食い違うこともあるが、気づきの方が断トツに多い。「なぜもっと軒数を増やして医院を大きくしないのか？」と聞かれるが、医業（学術や教育）と経営の両立、バランスが大切やと思うから。

試してみなはれ

026

ロサダ比

ロサダ氏の研究では、ポジティブ（肯定、褒める）とネガティブ（否定、叱る）の比率は3対1が良いというものだが、職場での生産性を上げるのは6対1が良いらしい。恋人は5〜7対1、夫婦ともなれば13対1らしい。これを頭の片隅に置いておくといいよ。ただし、伝え方、表現の仕方が大切なのよね。

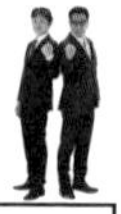

試してみなはれ

027

とっとかな、あかんで

同意書！　いくら信頼関係があっても、処置前に患者さんに説明と同意を得ることは絶対で、さらに同意書・承諾書にサインをもらっておく。現代の人間関係が希薄になったためか、訴訟へのハードルが下がっていることが原因か、自身を守るためにもそこはしっかりと対応しておくべき。

試してみなはれ

028

FIRE
(Financial Independence, Retire Early)

今流行のＦＩＲＥは、歯科開業医なら十分可能だと思う。しっかり仕事して、節税して、無駄使いせずに貯蓄すれば、借金が終わる頃にはリタイアも見えてくる。そんなつもりで頑張って、気づけば臨床が楽しすぎて、絶対仕事はやめたくない。そんな状況になったら最高や！

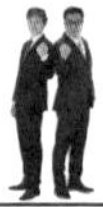

試してみなはれ

029

SNSの活用

SNSの普及で、かかわる人の数や、そのかかわり方が大きく変わった。ブログやインスタ、Facebookでの集患効果も実感している。時代に乗ることが大切なんだ。クルーザーにも乗り乗りでっせえ。

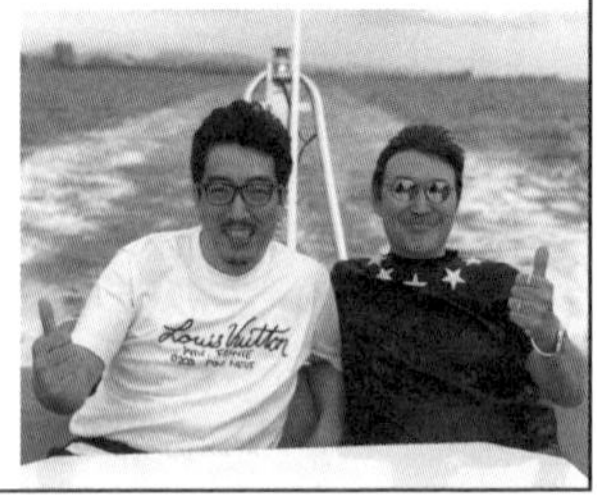

試してみなはれ

030

その治療法で経営は成り立ちますか

治療費が無料でいくらでも時間をかけて良ければ、誰だってそこそこ良い治療はできる。その治療法が正しく評価され、対価をいただき患者さんも術者もお互い有益なものでなければ、本物ではない。セミナーも本物を選ぶ確かな目を持って自分の臨床に落とし込むことが大切やと思う。経験から。

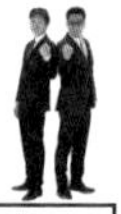

試してみなはれ

031

痺れた口唇

麻酔をした患者さんは、うがいをすると、水をこぼしてしまうことがよくある。なんとなく恥ずかしいものだし、不安にもなる。でもそうなる前に「水どこ飛んでくか、わからんでぇ〜」と言っておいてあげると、水が飛び出た瞬間、心が通じ合い、和むものだ。気遣いとはそういうもの。

第3章

任せてみなはれ

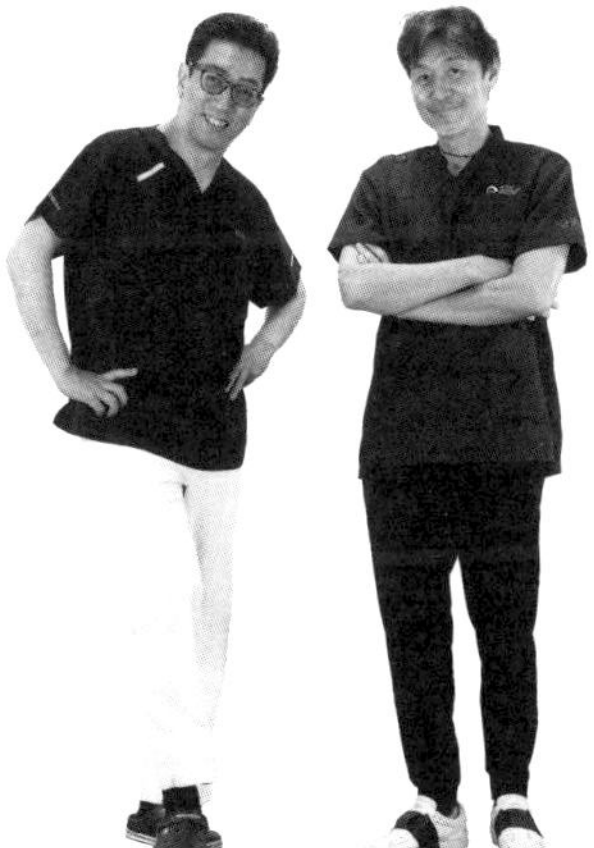

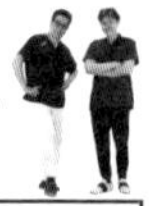

任せてみなはれ

001

できると信じる

スタッフに何かを依頼した時、できなくて当たり前、そもそも自分と同じようにできると思うほうが間違いだ。何度も何度も任せてみるくらいの度量が必要やと思う。いつかできると信じて、任せてみなはれ。

任せてみなはれ

002

化ける瞬間

人間の能力は計り知れない。その人の能力の限界は誰にも決められないし、本人ですらわからないこともある。もうこれ以上は無理だと諦めそうになったその先の殻を破れば、一気に化ける瞬間が待っていることがある。そこを見抜いて、そっと背中を押してあげられるような指導者になりたい。

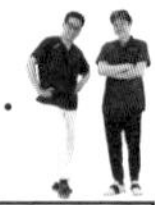

任せてみなはれ

003

歯科衛生士は誰が好き?

ある歯科衛生士が「私は院長とはもうやっていけないし、今すぐこの医院を辞めたい。でも私を信頼してくれている患者さんがいるからどうしても辞められない」と涙ながらに訴えていた。誰より何より患者さんが好きなのだ。自分のために頑張ってくれていると勘違いしている歯科医師は多いやろうなあ。

任せてみなはれ

004

花よりも花を咲かせる土になれ

歳をとると、いつかどこかで自分より若いドクターやスタッフの能力や年齢に嫉妬する。嫉妬とは「羨ましい、ああなりたい」の裏返しの感情。だからそこをうまく使って、自分ができないと悟ったことは、どんどんやってもらおう。自分が土になって、花咲いてもらうほうが、お互いWin-Winになれる。

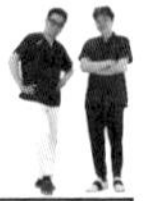

任せてみなはれ

005

辞めないスタッフ

ここ数年、歯科衛生士や歯科医師の新規雇用は困難極まりないと聞く。そのため、人材確保には今いるスタッフがどれだけ長く働いてくれるかが鍵となる。キャリアアップができる体制を整え、さまざまなことにチャレンジできる環境が必要である。さすがにメインテナンスばかり毎日やっていたら疲れるわな。

任せてみなはれ

006

復職スタッフ

おかげさまで私たちはスタッフの確保にはあまり困ったことがない。理由は、長く在籍してくれるメンバーが多いこと。一旦出産などで離れても、気がつけば、主力メンバーはみんな復職組。大切にしないとバチがあたるで。

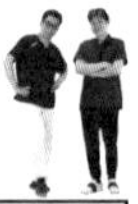

任せてみなはれ

007

スタッフにも勉強の機会を

ドクターはもちろん、スタッフたちが積極的に学会やセミナーに参加されているクリニックが多くなってきた。歯科医療はチーム医療。ドクターのみならず、スタッフ全体でレベルアップするほどすばらしいことはない。土日勉強して帰ってきたスタッフは、週明け凛々しい顔つきに変わっている。

任せてみなはれ

008

チーム医療と雰囲気づくり

チーム医療はかっこいい言葉だけれど、現実はなかなか難しい。それぞれの職種の専門性を尊重して、お互い対等に討論できる関係を築き、最良の治療結果へと導かなければいけない。それにはまず、歯科医師がお高く留まるのではなく、ジョークのひとつも言い合える雰囲気づくりが大切じゃないかな。

任せてみなはれ

009

餅《モチ》は餅《モチ》屋

顧問税理士の契約をしている先生方は多いが、弁護士、社会保険労務士などの専門家を、できれば顧問で迎えることをお勧めする。専門家の意見は貴重だし、社会がいろいろと複雑になってきているので、転ばぬ先の杖として専門家にアドバイスをもらうことで、自身の負担とストレスはかなり軽減する。

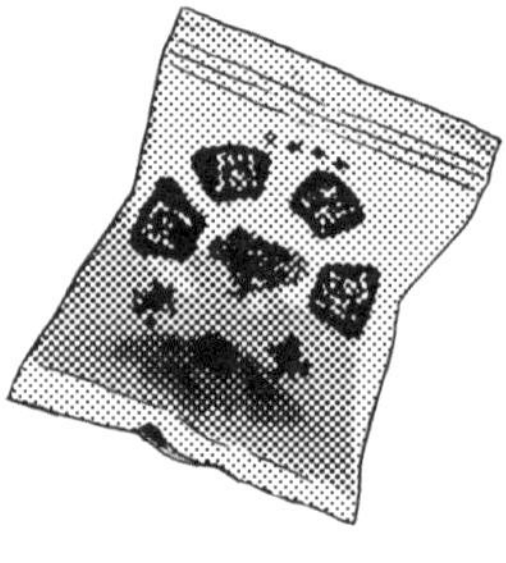

任せてみなはれ

010

モチベーション上がりっぱなし

仕事へのモチベーション維持は、その仕事が好きなことである。そのために、毎日が楽しくなるようにコントロールしていく。診る患者さんの数が減り、代わりに代診の先生が頑張ってくれて、私は好きな手術をさせてもらい、終わったら阿闍梨餅を頬張る。血糖値とモチベーションは上がりっぱなし。

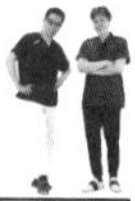

任せてみなはれ

011

歯科衛生士はお掃除屋さんちゃうで

「P、やっといて」と歯科医師の口からこんな言葉が…。正直最低だ。患者さんに対しても無責任であり、歯科衛生士のことをまったく敬っていない。歯科衛生士も診査診断のフェーズからかかわるべきだし、常に歯科医師と同じ情報を共有すべきだ。心の奥底でこう呟いているだろう。「私は掃除屋ちゃうで」。

第4章

楽しんで
みなはれ

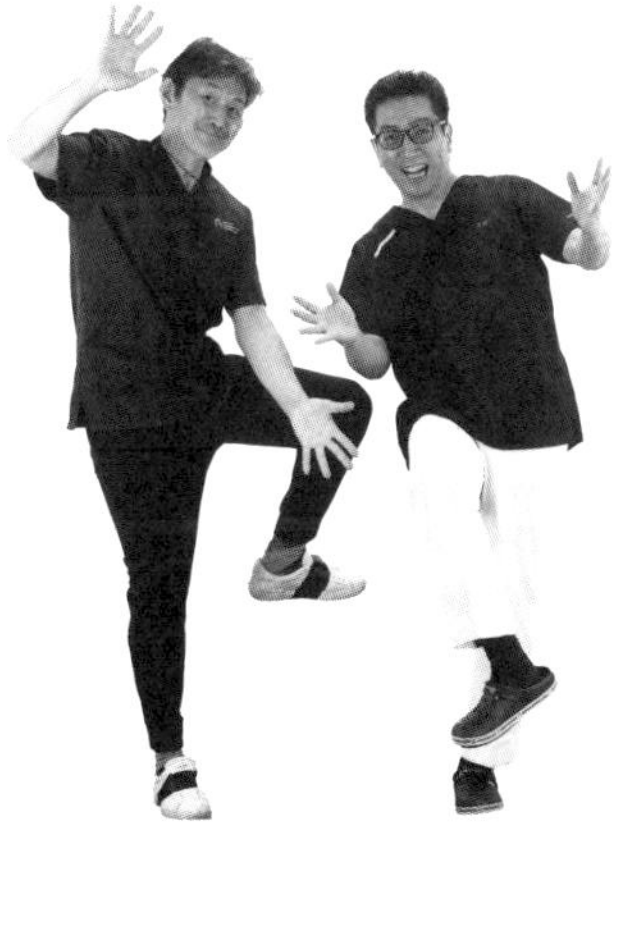

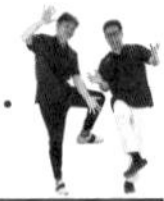

楽しんでみなはれ

001

好きこそものの上手なれ

私の知り合いにもマニアといっていいほど、歯科治療愛の強い先生方がいる。エンド愛であったり、インプラント愛であったり……。なかには好きが高じて、ご自身でインプラントをデザインしたり、エンドの器具を作ったり。好きこそものの上手なれ、まさに言葉どおり。

楽しんでみなはれ

002

ライバルとの相乗効果

私たちはお互い永遠のライバルだと言い続けている。でも実は負けたくないという気待ちはあまりない。それよりも相乗効果が半端なく高い。1+1が3にも4にもなるような関係だから逆にもっと頑張れ！とお互い尻を叩き合っている。でもゴルフだけはお互い百獣（110）の王だが、負けたくない（笑）。

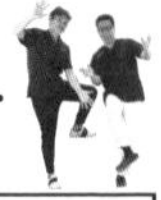

楽しんでみなはれ

003

仕事を楽しむ

毎日楽しみながら仕事してはりますか？　そうでなければ、何かを変える必要がある。イライラや焦り、怒りはマイナスしかもたらさないし、ストレスで体を悪くしそう。長い歯科医師人生、目一杯楽しんでみなはれ！

楽しんでみなはれ

004

趣味と仕事のバランス

仕事の合間を縫って、またストレス発散のために、趣味を大切にすることはどんな職業でも必要だ。ただ難しいのは、仕事と趣味のバランスをいい塩梅に加減すること。仕事が勝ちすぎてもダメやし、趣味にのめり込み過ぎも要注意。家族サービスも忘れないで。お前が言うな！（笑）。

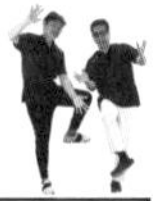

楽しんでみなはれ

005

京の花街

京都には五つの花街がある。花街の風習のひとつにその場でお金を支払うことは品がないとされていて、すべてツケで後日振り込みをする。お茶屋は今でいうプロダクションのような役目とクレジットカード会社のような役目も担っており、信頼関係を重視する。歯科医院も同じで、信頼関係が大切。

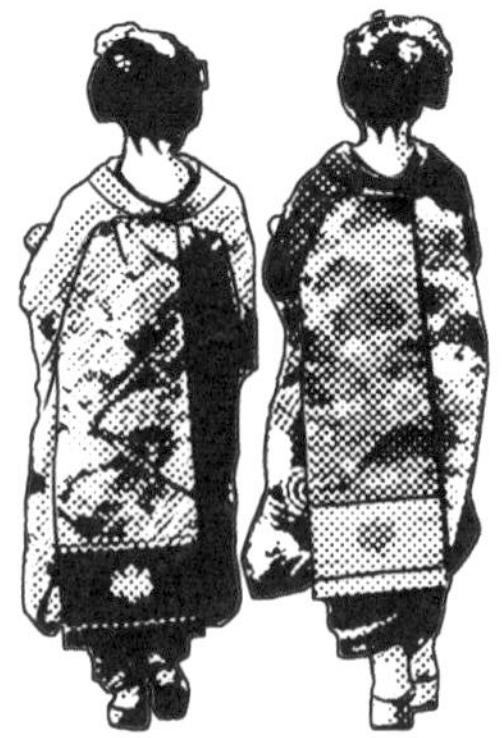

楽しんでみなはれ

006

クラブ活動

最近は夜のクラブ活動もめっきり減ったけれど、そこでもいろいろ勉強した。人気で指名の多いホステスさんは、最初と最後だけ席についてくれる。それが大事。私も忙しい時でも最初の挨拶と最後の挨拶にはできる限り、チェアをまわっているよ。

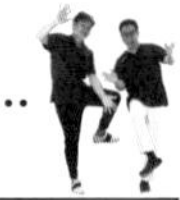

楽しんでみなはれ

007

ミシュラン三ツ星の大将

祇園にミシュラン三ツ星の行きつけの店がある。おいしい料理もさることながら、そこにはプロフェッショナルの流儀があり、学ぶことがある。大将は言う。「私らの商売は100引く1は99じゃない。100引く1は0やねん」と。こんな心構えで私も仕事がしたい。

楽しんでみなはれ

008

銀座のホステスさん

銀座のクラブはサービス料が50%。最初から値段に含めておいたら良いようなものだけれど、これが銀座のホステスのプライドなのだ。一流の接客をする彼女たちを歯科医師としての洞察力・観察力をもって深層心理を見抜き、口説く！　プロ同士のぶつかり合いだ。あくまで精神を磨くゲームやで（笑）。

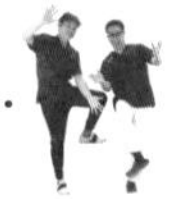

二人の共通点・その❶

人を喜ばせる能力

能力が自分にあるかどうか疑わしいが、人とのお付き合いは大好きだし、人見知りなんて全然ない。京都人らしいと言えば、タッキーも私（コータロー）もどんな会合、飲み会、講演でも、自分の果たす役割とか、ポジションをわきまえる能力があるのかなぁ……。あとは、京都人らしい気の使い方をタッキーもするなぁ、と思うところは私も同じかなぁ。

京都人も関西人！　笑わせてナンボ、が身体に染み付いているから、それが喜ばせる能力なら、ありがたい。

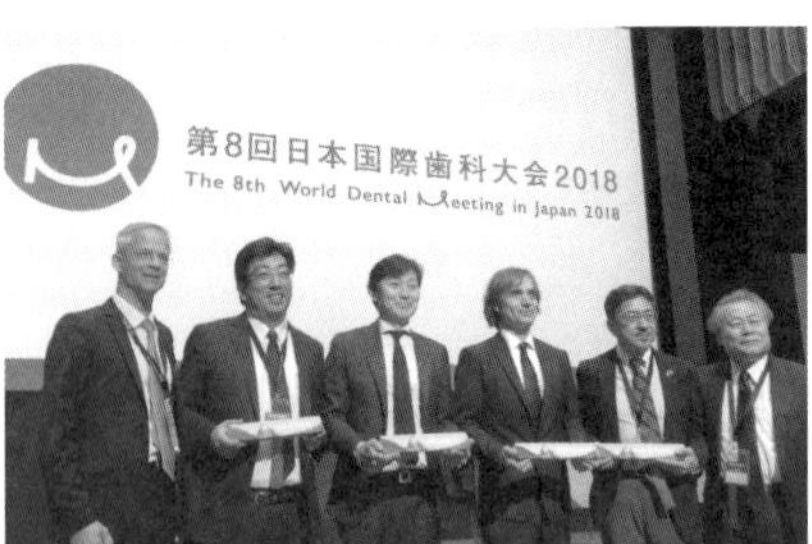

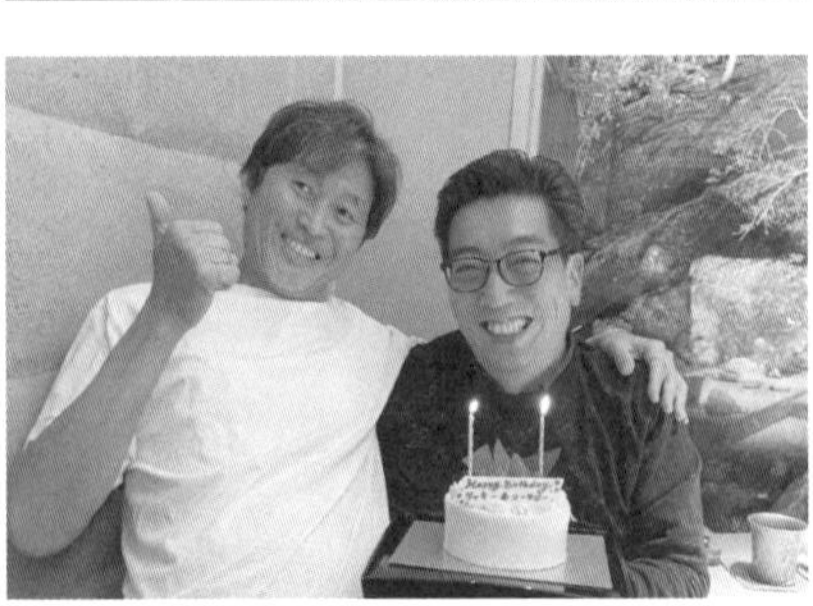

仕事もプライベートも笑わせてナンボ。

第5章

かまへん かまへん

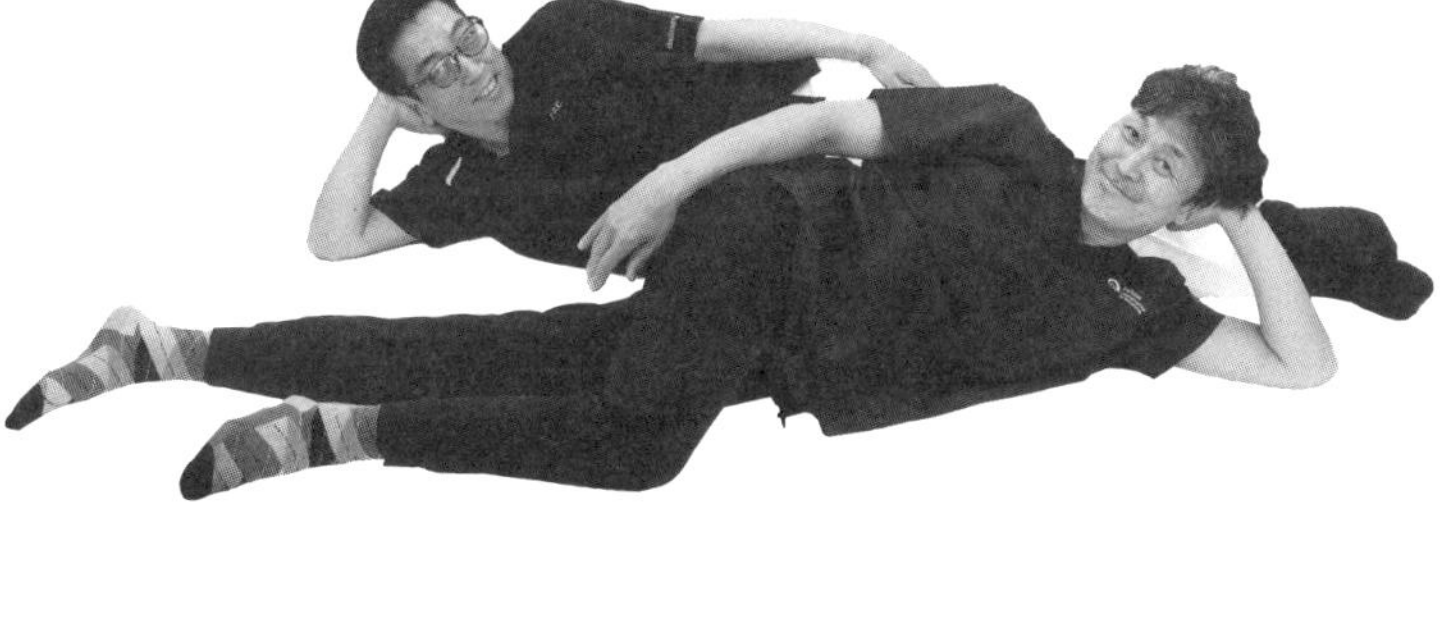

かまへんかまへん

001

来る者拒まず去る者追わず

すべての患者さんに受け入れていただければ、そんなすばらしいことはないが、現実にはあり得へん。誰にも「合う」「合わない」はあるだろうし、「合わない」患者さんは去っていく。先生が自分らしく振る舞って、そんな先生を慕ってくれる患者さんを精一杯大切にしなはれ。

かまへんかまへん

002

今日の失敗は明日の成功へ

どの症例も同じものが二つとないのが臨床。だから臨床で失敗することもあるが、その都度反省はしないとだめやけど、いちいち落ち込んでいる暇はない。失敗を糧に明日の臨床に望む姿勢がとても大事やし、失敗を小さくしていく努力をしよう。

かまへんかまへん

003

天職

臨床はしょっちゅう嫌なこともあるし、失敗もある。でもトータルで1日終わったあとプラスなら良しとしよう。未だに患者さんには時には怒られ、時には励まされ、そしてたまに感謝される。でも、これを30年続けてきて、今言えるのは、歯科医師になってホンマによかったなぁ。

かまへんかまへん

004

余裕

いろいろと偉そうなことを言っているけれど、年齢と経験という余裕が少しずつ考え方を変えてくれたところは大いにある。スタッフを叱らない余裕、コンサルテーションでガッつかない余裕、良い時も悪い時もあるとわかっている余裕。結局、余裕があるほうがすべてうまくいくんだと悟った余裕。

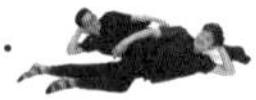

かまへんかまへん

005

稼ぐことは悪ではない

関西人だからお金の話をあえていうが、仕事で稼ぐことは何も悪いことではない。ただそれが目的でなく、結果であるよう、今やるべきことをやる。そして、得た報酬は次への投資に回し、充実した歯科医師人生を送ろう。お互い頑張りまひょ！

かまへんかまへん

006

不器用でも……

歯科医師は器用でないと務まらない、なんてよく言われるが、不器用な私がそこそこ仕事ができている。だから「そんなん関係ありまへん」。たくさん練習したらいくらでも上達するから、自分が不器用だと思っている人ほど頑張ったら、そのうちその分野のスペシャリストになるのも夢じゃあない！

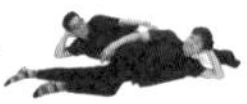

かまへんかまへん

007

死んだらチャラ、だから前を向こう!

昔、ニュース番組で司会者の久米宏さんが「悩んだり、落ち込んだりいろいろあっても、人間どうせ死んだらチャラなんです」と発した言葉がずーっと残っている。悩んだり、失敗を後悔している時間がもったいない。失敗してもええ、人生を楽しんで常に前を向いて頑張ろう。

かまへんかまへん

008

ちょっと出来が悪いくらいがちょうど良い

リーダーとは言え、完璧な人間なんておらん。少し出来が悪いくらいが部下は良く育つ。出来が悪いふりをしていると指示を待たずに自ら動いてくれる。人を動かすことは簡単ではないが、自分自身がリーダーだという考えが大切だ。また、リーダーを真っ先にサポートするフォロワーの役割も重要だ。

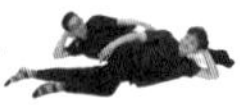

かまへんかまへん

009

左回り

16歳の頃、私は警察官に追われて走って逃げたことがある。逃げても逃げても通りで曲がるたびに、別の警察官に先回りされた挙句に捕まった。人は無心で逃げたら、本能で左に曲がるそうだ。次逃げる時は絶対に右へ曲がってやると誓ってから40年。歯科医師になれたおかげで、もう追われることはない。

かまへんかまへん

010

♪マネー♪

♪純白のメルセデス〜プール付きのマンション最高の女と〜ベッドでドンペリニヨン♪　浜田省吾のこの曲が私の歯科医師になるための動機づけだった。今の世代は興味ないかもしれないが、これらを手に入れたいがために、歯科医師になったようなものだ。今ならわかるねん。本当に大切なものは何かが。

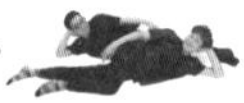

かまへんかまへん

011

大切なのはバランス

歯科医師にとって技術力、知識力、経営力すべてが重要だが、それぞれをバランス良く兼ね備えていることが重要。そのために何が足りなくて何が必要かを考えておく。そうすれば、徐々にバランスがよくなると思うよ。最後は人間力に尽きるけど。

第6章

あきまへん

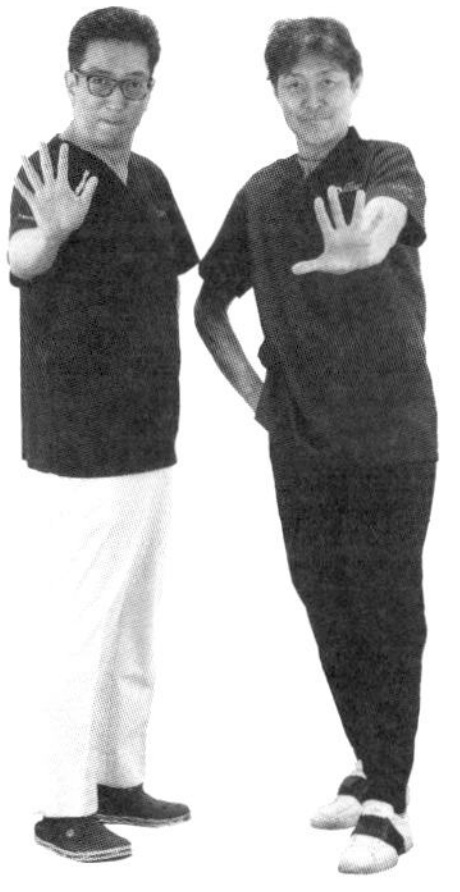

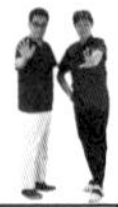

あきまへん

001

見かけで判断しない

ブランド品を身にまとっているからといって、歯の治療にお金をかける人とは限らない。その逆の方が多いかもね。倹約家で身なりは質素でも歯科治療の大切さを理解してくれはる患者さんが一番だよ。

あきまへん

002

最初にお金の話はしない

高額な治療費を聞いてテンションが上がる人は、まずいない。家に帰って家族と相談して大賛成してもらえることも少ないだろう。お金の話はじっくり説明してから。その後、さらにクローズするまで話す。最後に患者さんの背中を押してあげられるのは、医者としてのアドバイスだよ。

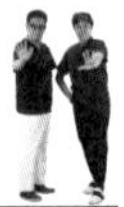

あきまへん

003

痛がらせたら負け

人の痛みをわかってあげるのが、医療人。「ちょっと我慢してね」は御法度、あきまへん！　治療中やオペ中に麻酔が切れるのは歯科医師の責任、切れてからでは遅すぎどすえ。

あきまへん

004

怖がらせたら負け

イメージだけでも歯医者が怖いという人がほとんどの中で、どうすれば安心感を与えることができるかをまず考えることがプロの仕事。無造作に口角を引っ張ったらあきまへん！

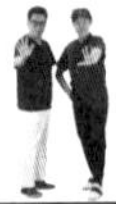

あきまへん

005

言い訳がましくならない

当院で働いている勤務医がバンバン契約を取っていたのに、開業した途端に契約が取れなくなる。それは後ろ盾を失って、いつのまにか言い訳がましくなってるから……。自信の無さ、見透かされてるよ。

あきまへん

006

悪魔の囁き

歯科医師の仕事は毎日毎日、悪魔が囁きかけてくる。「もうそこまでしなくてもええよ」「誰にも見られてないで」。そんな悪魔の誘惑に打ち勝つためには、歯科医師としてのプライドや誇り、ブレない心、そして勤務医や歯科衛生士の第三の目が重要である。

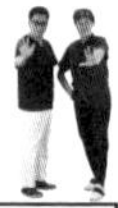

あきまへん

007

プロ意識

以前、私が社会保険の審査会で「歯式の右と左を間違えることもある」なんて言ったら「先生方はプロですよね！」とレセプトを審査している方からお叱りを受けた。それを機に「私たちは患者さんからも周りからもプロとして見られているし、もっとプロ意識をもって仕事しよう！」と反省した。

あきまへん

008

初心忘るべからず

患者さんが来院してくれるから、今の自分がある。その大原則を忘れてしまって、メインテナンスを歯科衛生士に丸投げしていたり、ついつい代診の先生に任せっぱなし。スタッフが居てくれるから、今の自分がある。それも忘れていると、いつしか周りに人が居なくなるよ。

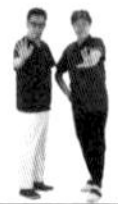

あきまへん

009

嘘をつかない

何か問題が起きた際、患者さんには嘘をつかない、はぐらかさない、逃げない。これが正しいお付き合い。できる限りの事前説明をして、それでも何か問題が起きた際は、正直に話して次善策を練る。下手にごまかそうとするとドツボにハマる。反省を込めて。

あきまへん

010

手遅れになる前に……

患者さんが少し減ってきたとなれば、すぐにミーティングでその原因を話し合う。何か心当たりがあれば、すぐに対策を打つ。患者さんが徐々に減少してくるのは、今の歯科医院の需給からすれば普通かもしれないけれど、手をこまねいていると、手遅れになる。

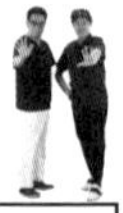

あきまへん

011

トイレ清掃、行き届いてますか？

すばらしいお食事を出すお店のトイレは、大抵いつも清掃が行き届いていて、とても気持ちいい。たまに行き届いていないお店に出くわすとガッカリする。どんなに診療室にお金をかけてきれいにしても、トイレの清掃が行き届いていないと「あそこのクリニックは汚い」と言われてしまうよ。

あきまへん

012

プレゼン力を身に付ける

何かとプレゼンをする機会は増えていると思うが、「発表・講演・講義」を明確にすることが大切。発表は自分のケースを供覧しご指導を仰ぐ。講演は聴衆のモチベーションを上げて興味を持ってもらう。講義は明日から役立つことを教示する。共通して大切なのは、聞き手に満足してもらわな、あきまへん。

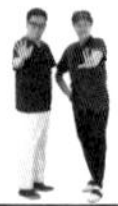

あきまへん

013

森を診て木も診る

歯科治療において、木を診て森を診ずと昔はよく叱咤されたものだが、最近、森を診て木を診ずの人が増えた気がする。一口腔単位で診査し、顔貌と全身を診たうえで、部分的な治療があらゆるオプションを用いて確実に行える技量が必要とされる。森を診て木も診よう。

あきまへん

014

準備を怠らない

一つの治療が科学として普遍性を持つためには、誰が行っても同じ結果が得られなければならないわけだが、そこには周到な準備が必要である。怖さや緊張がなくなるまでトレーニングや準備を徹底するのがプロの仕事だよね。

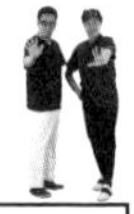

あきまへん

015

負け組の入口

黙っていても患者さんが溢れる時代はとうの昔に終わったけれど、歯科医院経営は残念ながら本当の意味でのサービス業になっている。提供する技術はもちろんのこと、設備の充実、スタッフのホスピタリティ、清潔さ、情報発信、これらを満たしていなければ、すでに負け組。

あきまへん

016

茹でガエルの話

カエルは熱湯に入れると飛んで逃げるが、徐々に水温を上げると気づかずに死んでいくという話だが、私も環境の変化に気づかず、危うく死にかけた歯科医師の一人だ。常に周りの意見に耳を傾け、柔軟な考えで、アンテナを張っておくことが大切。でも実際はカエルを熱湯に入れると即死するんやって（怖）。

医療保険に携わる

私（中田）は、京都府歯科医師会の医療保険の理事を36歳から2年間携わった。その当時、京都府医療保険部で一番若いのがタッキー、その次が私。保険審査委員も国保、社保と経験した（タッキーはいまだに現役で、私はすでに遠ざかっているが）。

若いドクターからは「保険診療なんてしないですよね？」とよく聞かれるが、理事時代は保険の個別指導、監査、患者実態調査まで立ち会ったし、元医療保険のプロだとは自負している。保険診療をないがしろにすることの怖さも知っているし、そこはきちんとおさえておかないとダメ、とアドバイスしておきたい。保険医である限り、ルールに則って、正しい保険請求をしよう。

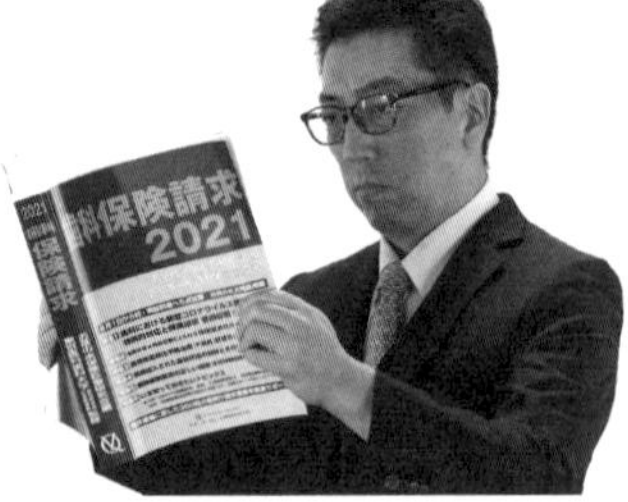

現在も医療保険に携わるタッキー。

第7章

おおきに

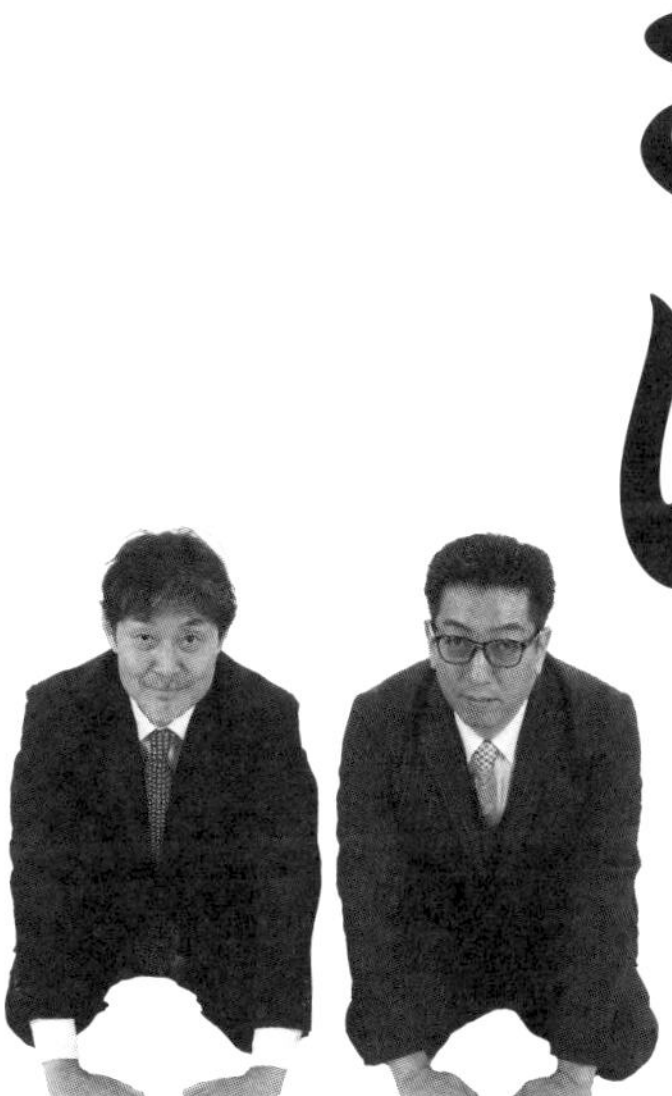

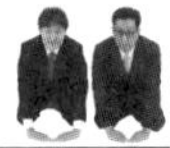

おおきに

001

患者さんを大切に

患者さんは私たちを成長させてくれる本当に貴重な存在。気がつけば10年、20年のお付き合いになっていることもあるし、仲良くしていただいた患者さんがいつしか疎遠になっていることに気づくこともある。日々患者さんを大切に、そして末長くお付き合いできるように努めよう。

おおきに

002

スタッフは家族

勤務医やコ・デンタルスタッフは宝物。なぜなら彼らがいないと私は何もできないし、何も生み出せない。だからスタッフとは雇用者と被雇用者の関係でなく、家族と同じように付き合いたい。毎日頑張って出勤してくれている姿に感謝して、ともに働くことを喜び、そして成長を温かく見届けよう。

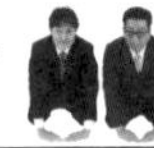

おおきに

003

常連の患者さん

この歳になると経過の長い患者さんが多く、いわゆる常連の患者さんが日々お見えになるようになる。この方々に育てていただいたと言っても過言ではない。ただただ感謝。

おおきに

004

出入りの業者さん

繁盛している歯科医院は、出入りの業者さんを大切にしている。営業マンだって生身の人間。好き嫌いもあるし、良くしてもらったら恩返しもしたくなるだろう。いつも「安くしろ」しか言わない歯科医師は実は損をしている。まずは心から「いつもおおきに」を忘れずに。

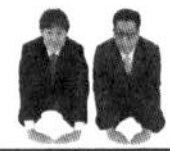

おおきに

005

おんぶに抱っこ

良くも悪くもスタッフにはおんぶに抱っこで甘えている、というのが本音。「うちの院長は話しかけても右から左だし、いつもそそくさと帰るし……頼りないし、大事なことは他の人に聞こう」という雰囲気。だからみんなしっかりしてくれているのかも（汗）。

おおきに

006

真摯な対応

いろいろな手術をして、失敗もいっぱいしてきたけど、おかげさまで臨床家となって30年、患者さんから訴えられたり、大きなトラブルは一度も経験していない。それは、初動の段階で真摯に対応してきたからやと思う。

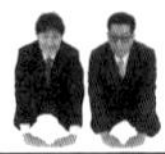

おおきに

007

お徳を積む

お徳を積むということは、人のために何かをしたり、皆がやりたくないことを率先してするものやと思っている。お徳を積むと、その分、自然と運気も上がる。歯科医師の仕事は真面目に頑張っていればたくさんのお徳を積める。なんとラッキーな職業なんやろう！

おおきに

008

歯医者は患者さんの人生を救う

「医者は患者さんの命を救う。歯医者は患者さんの人生を救う」という、故・下川公一先生のお言葉は私の胸に刺さった。落ち込んでいる時も歯科医師としてのやりがいと誇りをもてた。本当に人生を手助けできたと感じる経験ができたことに感謝。

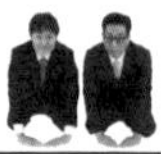

おおきに

009

両親へ感謝

今は亡き父から「なんでお前はそんな偉そうな口の利き方を母親にするんや！」とよく怒られた。話すだけマシで父にはほとんどシカトをかましていた。亡くして初めて親の有難みがわかり、最近母にも少しは優しい言葉がかけられるようになった。この場を借りて両親に言うとこ。「育ててくれておおきに」

おおきに

010

親孝行

20歳の時に父が他界。後ろ楯を早くに失ったことで自立心が芽生え、私の人生においてはそれもプラスになった。ただ、親孝行を満足にできなかったことが悔やまれていた。そんな時「親孝行は3歳までの笑顔で十分果たしている」という言葉で少し楽になった。今、3歳の次男の笑顔に癒され、本当にそう思う。

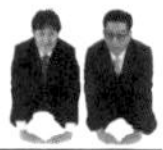

おおきに

011

院長ひとりでは たかが知れている

歯科医院の中で院長がひとりで何ができるだろう。少なくとも私ひとりでは何もできない。身の回りのことも秘書がいなければ何もできない。ただ独りになってもすべて自分でやってやるという気概だけは持ちながら、感謝感謝の気持ちを忘れないことが大切やね。

おおきに

012

15の夜

♪盗んだバイクで走り出す～♪　現実は尾崎豊のようにはいかんかった。夜中に盗んだバイクを取りに行った瞬間、辺りが一瞬明るくなり、隠れていた警察官に捕まった！　未成年には手錠は掛けないそうだが、あえて「ガシャッ」。人生が終わった15の夜。今あるのはあの時の警察官のお陰だと感謝している。

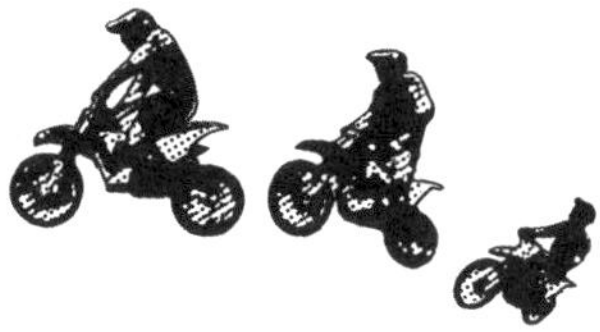

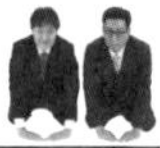

おおきに

013

渡し舟

私の舟に乗った人はみんな幸せになってほしい。もし自分の力で幸せにできないのなら、幸せの向こう岸まで漕いで連れて行ってあげる。たくさん乗せると定員オーバーで転覆してしまうから、自分のキャパシティーを越えないように把握しておくこと。スタッフや私にかかわるすべての人の話ね。

第8章

譲ってみなはれ

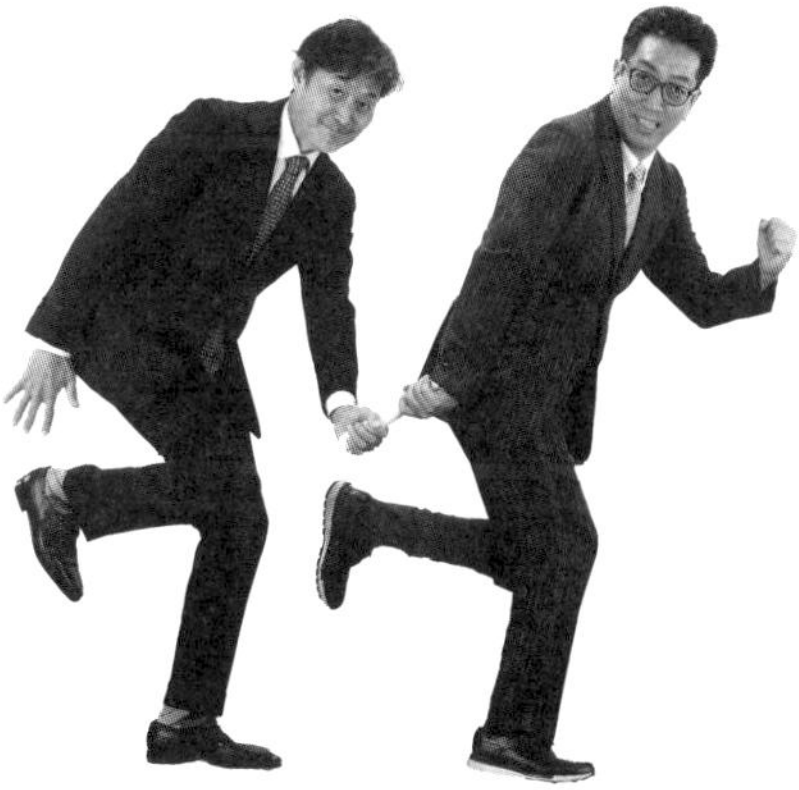

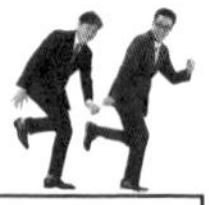

譲ってみなはれ

001

スタッフとの距離感

若いときは、すぐに面と向かって怒っていたが、よくよく考えれば、スタッフからすればそんなの楽しいはずがない。今はぼやくことはあっても怒ることはない。逆に彼らの働きぶりをみていると、感動することすらある。ちょっと距離をあけると、意外と冷静に見ることができるもの。

譲ってみなはれ

002

医院承継

これはなかなか難しい。周りをみていると、そう思う。親の想いと子の想いがそもそも一致するはずもなく、今両方の想いを理解できる立場だとすれば、親は子を信頼して、任せる我慢が大事。金は出すけど口出さず、どすえ。

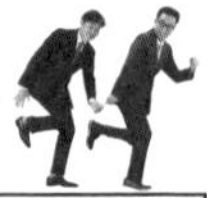

譲ってみなはれ

003

コータローから息子へ

歯科医師を目指して歯科大学に通っている息子がいるが、今の国家試験の難易度や、それにともなう進学・卒業の難しさをみていると「どんなモチベーションで頑張っているのだろう」と慮る。親バカとお叱りを受けると思うが、そんな息子に歯科医師のすばらしさを伝えたい。

譲ってみなはれ

004

タッキーから息子へ

13歳と3歳の息子がいるが、もし隔世遺伝というものが本当にあるのなら、真面目で努力家、人望の厚かった私の父親に少しでも似てくれたらと願っている。自分のやりたいことを好きにやればええ。ただ誇りの持てる仕事について、心が豊かで健康で楽しい人生を送ってくれれば、最高やね。

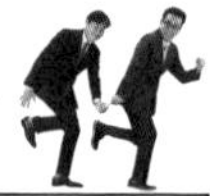

譲ってみなはれ

005

二代目、三代目

代々歯科医師の家系に生まれ育って、立派な歯科医師になっておられる先生方は私の周りにたくさんいる。立派にお子さまを育て上げた親御さんもすばらしいが、親の期待にしっかり応えているご子息はもっとすばらしい。代が変わるごとに飛躍していけるよう、歯科界が進んでいかなくては！

譲ってみなはれ

006

Giver

ペンシルベニア大学のアダム・グラント教授によれば、著書『GIVE&TAKE』の中で、Giver（与える人）とTaker（多くをもらおうとする人）では、さまざまな職業の中でもっとも成功するのが、自己と他者の利益を両立させるGiverということだ。自分が、という気持ちを譲ることが成功につながる。

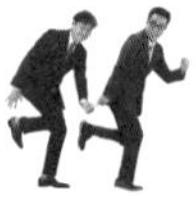

ちょっと苦手な人間関係も、これでスッキリ！
コータロー＆タッキーに学ぶ

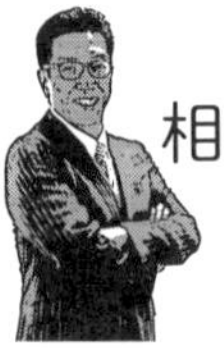

相手を動かす効果的な京都弁フレーズ❷

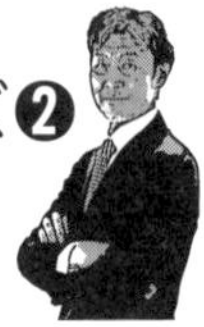

「患者さん編」

なんかわからんこと、ないですか？

どう思わはりましたか？

ホンマは、どうしゃはりたいですか？

困ったこと、あらしませんか？

ここ磨けたら、完璧ですやん！

しっかり治して美味しいもん食べましょ

長生きしてもらわんとあきまへん

遠慮せんと連絡してもろたらいいですよ

ちゃんとした治療、してもろたはります

いつもご紹介おおきにです

第9章

贅沢しなはれ

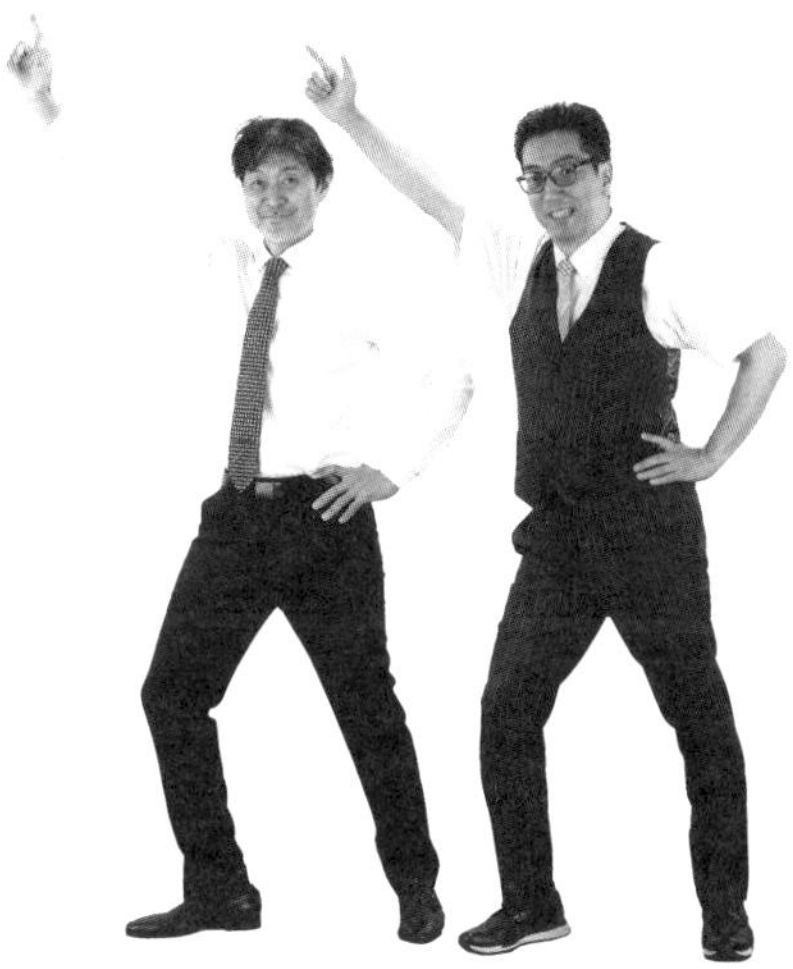

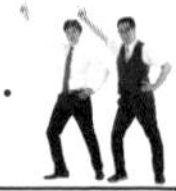

贅沢しなはれ

001

贅沢は敵じゃない

贅沢もすればいい。いろいろな経験がすべて何年かあとの自分の糧になる。それが歯科医師という仕事。ただし、順番は間違えたらあかん。設備投資、自己投資が先で、遊びの贅沢はその後。自戒を込めて。

贅沢しなはれ

002

一流のサービスに触れる

たとえば、ミシュラン三ツ星で食事をする。ブランドショップで買い物をする。他業種の一流に触れることで、たくさんの学びがある。また、お越しになる患者さんもいろいろなところで一流のおもてなしを受けておられる。一流のサービスを受けずして、それを提供することはできまへん。

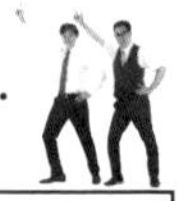

贅沢しなはれ

003

祇園、新地、銀座遊び

祇園で出会った松方弘樹氏や、やしきたかじん氏に憧れて何人ものホステスさんと同伴したり、高価なシャンパンを抜いたこともあった。今が旬と言われる人たちの集まる場所は魅力的だし、勉強にもなる。何より夢があった。豪快に遊ぶことで明日への活力が漲るんだよ。贅沢を味方にしよう。

贅沢しなはれ

004

海外研修

若い頃は海外研修というと、お金もかかるし、仕事も長期で休めないため、二の足を踏むことも度々あった。だけど、日常の臨床の日々とは違う海外でのさまざまな経験は、ストレス解消はもちろん、その後の歯科人生に多くの影響を与えてくれている。時間とお金をかける価値はぎょうさんあるんどす。

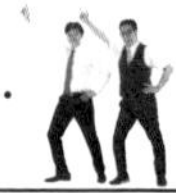

贅沢しなはれ

005

ワガママ

ワガママは「我がまま」と書くように、実は〝自分らしく〟ということ。ワガママも度を過ぎるとよくないが、現代社会ではワガママを封印しすぎてストレス社会になっていないだろうか。あまり遠慮しすぎず、時には自分らしさの「我がまま」を出してみては？それはすごく贅沢な時間。

贅沢しなはれ

006

芸術に触れる

歯科治療は芸術的な要素も結果に加味されるから、面白い。それは美的センスや感受性の豊かさなどが治療結果に間違いなく出てくるから。日頃から美しいモノに触れる、見る、創作することを心がけているし、旅先でも美術館を見つければ必ず立ち寄る。心の贅沢はプライスレス。

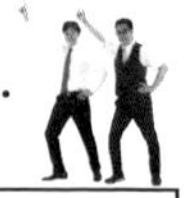

贅沢しなはれ

007

ご縁

今までの人生で、この人と巡り会えたご縁で、今の自分がいるという経験は誰にもあると思う。考えてみれば、ご縁は見つけるものでなく、自然と手繰り寄せたように突然前触れもなく現れる。しかも、ほぼほぼ偶然に。ご縁こそ、人生を左右する最大のご褒美。しかも誰にも与えられる。

贅沢しなはれ

008

弘法筆を選ばず？

安いからという理由で材料や器具を選んではいないだろうか。同じクオリティで安い物を選択することは経営的にも重要だが、自費診療では安いからといって妥協は許されない。もし自分が患者さんだったら、最高の技術と最高の材料・器具で治療を受けたい。弘法も筆は選ばなあきまへん。

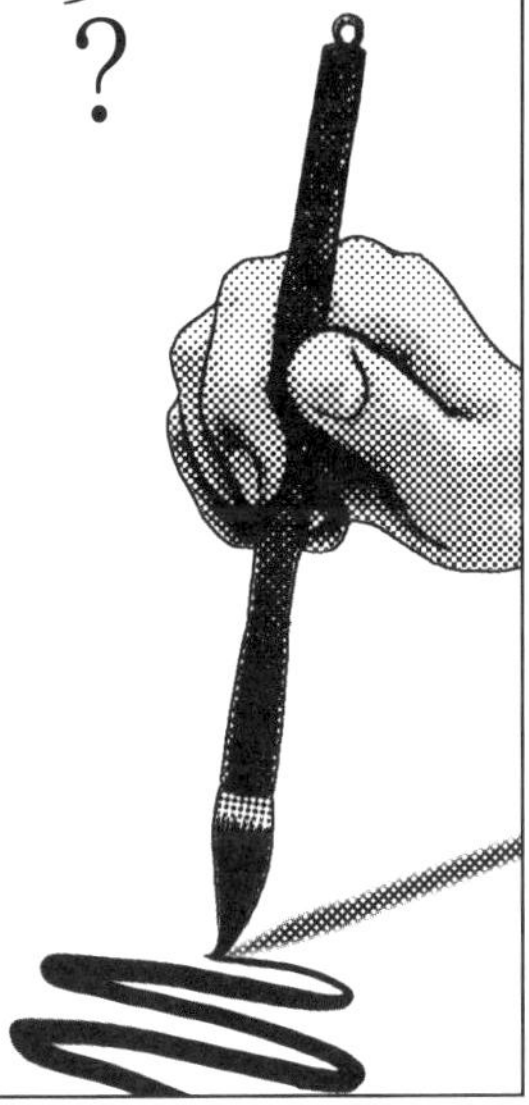

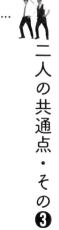

二人の共通点・その❸

グルメ

私たちは美食家で、食べるのが大好きという共通項がある。

定期的に二人で一緒にミシュラン星付きのお店に出向いては、いろいろと情報交換もするし、大将やシェフを交えての交遊は至極の時間である。

　われわれは口だけでなく、目も肥えていて、批評家気取りだが、実際二人が気にいるお店は、自分たちの仕事へのヒントを与えてくれる店が多く、のちのち大人気店になる。

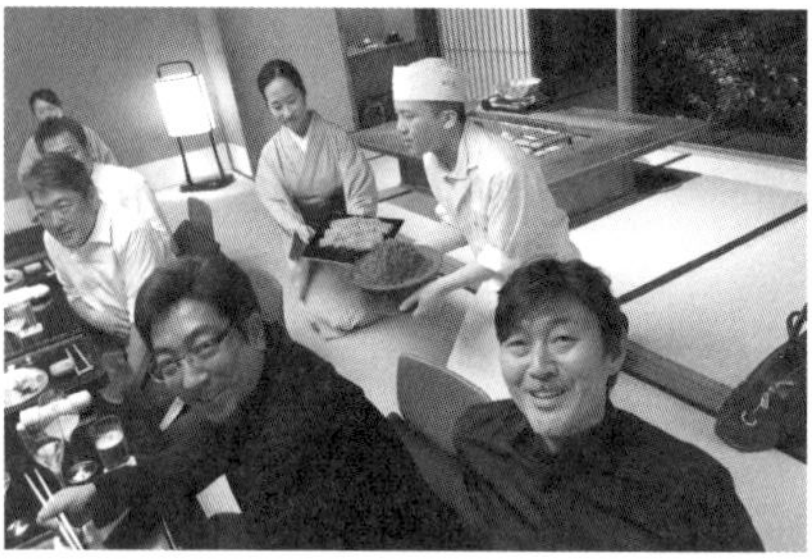

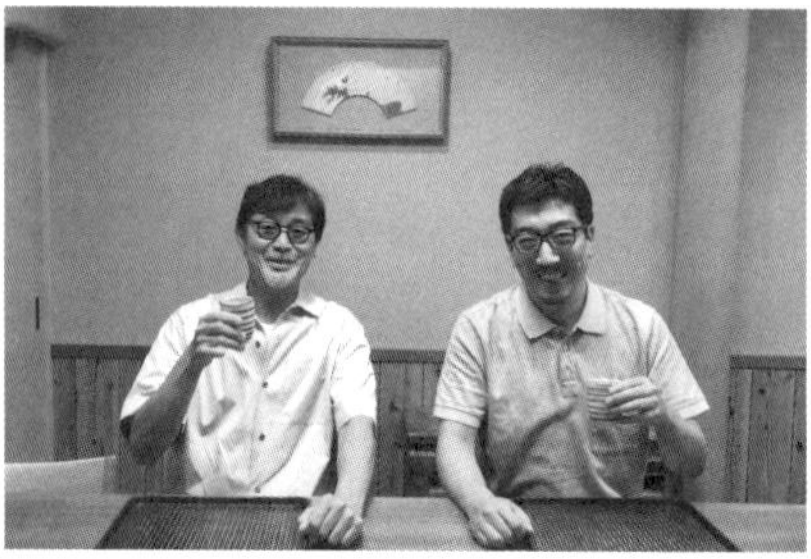

とにかく食べるのが大好きな筆者ら。

あとがきに代えて

筆者らが本書を執筆しようと考えたのは、株式会社岩瀬歯科商会（現・ヘンリーシャインジャパンイースト株式会社）主催の「開業医の為に地域を選ばない、これからの治療と経営のマネジメント——成功のための5つのエッセンス」というセミナーを開催したことがきっかけである。今まで学術的な講演会やハンズオンセミナーなどを行ってきた筆者らにとって、経営論を語る初めての試みであった。この時、予想外に大きな反響があり、多くの参加者から「実際の経験からくるマインドや行動基準が聞けて良かった」といった称賛の声をいただき、若い先生方が知識や技術だけでなく、経営についても関心が高いことを痛感した。

実際、執筆し始め、筆者らがともに敬愛する山﨑長郎先生に構想を相談したところ「お前ら本当のバカだなぁ～。冗談だろ」と失笑されたが、われわれは至って本気であった。

本気でこのバカげているかもしれない本書を読破していただい

た歯科医師の未来は明るいと考えている。開業医として成功したかどうかは、未だ道半ばではあるが、歯科医師として大切なことは、人間力であり、多くの患者さんやスタッフと接する中で、洞察力と観察力、すなわち空気を読む力を身に付けてきたという自負がある。

　また、「はじめに」でもふれているが、京都人というのはハッキリものを言わない傾向がある。

「お宅のお子様、ピアノが上手ね」

と言われたら、すぐさま

「ごめんなさい。うるさかったですね」

と切り返す。

　本当に商売するには難しい土地柄なのだ。

　歯科治療においてもわずかな顔色の変化や言葉のニュアンスの違いを汲み取らなければ、高い患者満足度は得られがたい。また、京都人はケチだとも言われているが、品質の良い納得できるモノには糸目を付けないとも言われている。そのため、ていねいなコンサルテーションを心がけ、決して押売りではなく、十分な納得

を得られることが必須となる。

本書がこれからの多くの若い先生方や、まだまだ若い者には負けられないというベテランの先生方まで、長きに渡り、歯科医師人生を楽しみ、成功への一助となることを心から願っている。

巻末にわれわれ二人から各世代の先生方に向けてメッセージも付記しているので、併せてご一読いただければ幸いである。

最後に腰の重い筆者らを常に励まし尻を叩いてくださったクインテッセンス出版株式会社の江森かおり氏に心から感謝の意を表し、いつも惜しみない協力と写真撮影まで付き合ってくださった山形篤史氏、若林茂樹氏に感謝を伝えたい。

令和三年十一月吉日

瀧野裕行

中田光太郎

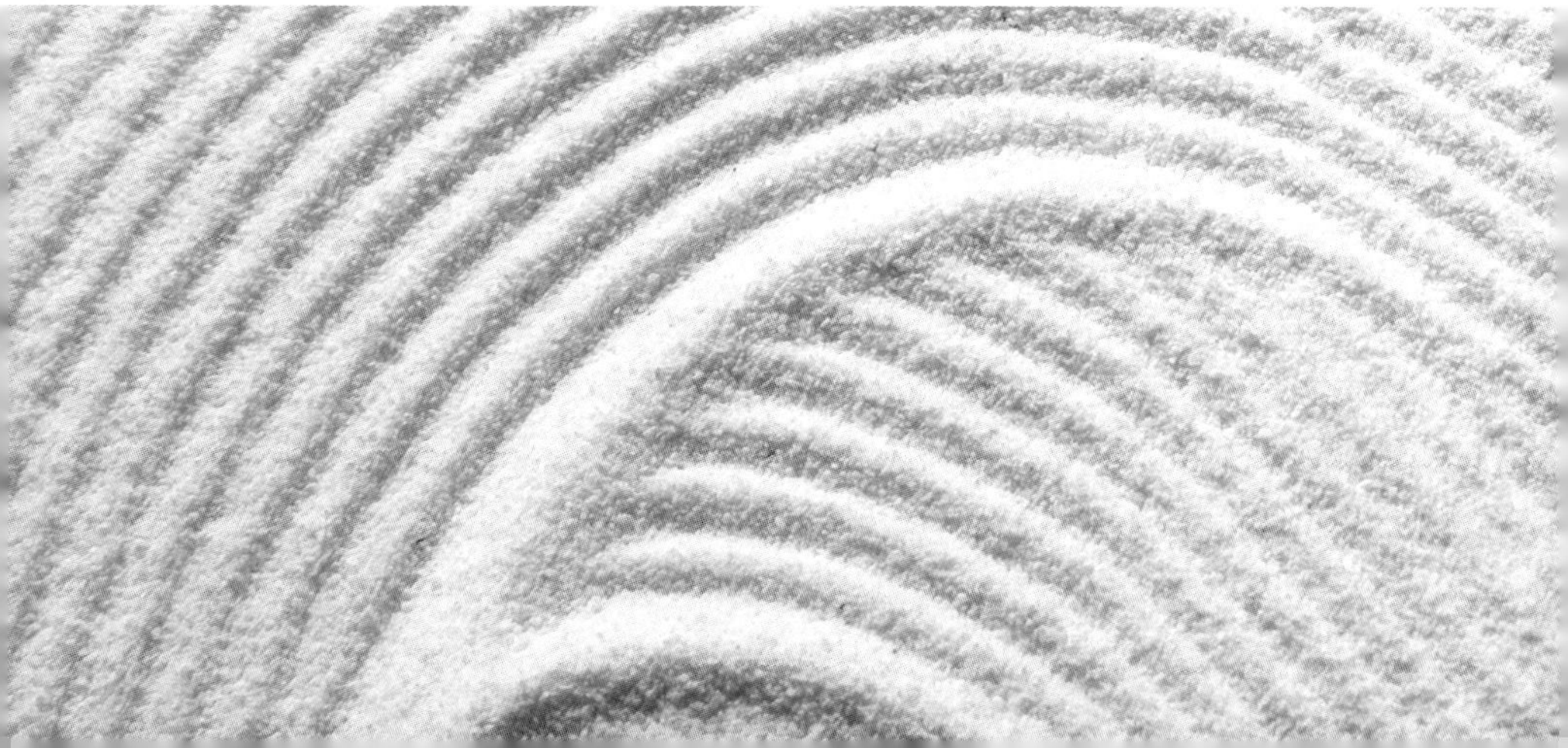

X世代（1965～80年頃生まれ）の先生方へのメッセージ

私たち二人はまさにX世代のはしりの年齢である。デジタルが苦手なくせに必死でついていこうとしている典型像である。なんせバブルを経験しているから物欲も旺盛で、その分バリバリ働く。それでいてバブル崩壊後の長い不況も経験しているから政治や社会に対して少し冷ややかなスタンスらしい。

この世代の特徴は、Y、Z世代と比較して人と人とのつながりを大切にして積極的にコミュニケーションをとる傾向にあるらしいが、逆に下の世代にそれを疎まれたり、同じスタンスが通じないことにギャップを感じたりする。でもここで自らの価値観を若手に押し付けてはダメ！　〝譲る〟〝控える〟ことも得意な世代だから、若い世代にこちらから溶け込んでみることが大切だと思う。X世代の長けたコミュニケーション能力は、臨床では必須であるから、ぜひY、Z世代に伝授していこう。

Ｙ世代（1980～95年頃生まれ）の先生方へのメッセージ

別名「氷河期世代」とも呼ばれるＹ世代は、成長期にバブル崩壊、就職難、収入減などの影響を受けたために安定志向が強いと言われている。Ｘ世代から見ると、確かにガツガツしていない、悪くいうと欲がないように一見見えるのだが、生まれた時からデジタルに触れてそれを使いこなし、またＸ世代を冷めた目で見て、物欲よりは貯蓄という安定志向は、この世代の大きな強みである。Ｙ世代では、モチベーションが高くバリバリいく人は、われわれ世代を凌駕して抜きん出るような人材が出てきている。個人主義的でリーダーシップ能力も高いから、開業医に向いていて、Ｘ世代が考えもつかない手法で歯科ビジネスを展開している。それは楽しみでもあり、脅威でもあるが、次代の歯科の発展を担っていってほしい。ただ、唯一コミュニケーション能力という点ではＸ世代に分があるため、そこはわれわれから学んでほしいな。

Z世代（1995年以降生まれ）の先生方へのメッセージ

Y世代以上に圧倒的な真のデジタルネイティブであり、多様な価値観を持ち、なおかつその多様性（ダイバーシティ）を受け入れる世代と言われている。X世代から見ると、もはや理解不能のように思えるが、X世代の子息がこの世代になる。そして、親世代のX世代とは人種が違うと言っていいほど、文化や生活スタイルが異なると言われている。Y世代以上に物欲がなく、必要なものはシェアするという合理的な考えは、歯科のシェアオフィス、シェアクリニックなど新しいビジネスモデルを展開してくるのではないか。また、個性を尊重する、ほかと違うことに価値を見出すこの世代は、X世代とは比較にならないくらい最新技術や圧倒的な量の情報をより早くキャッチして活用できる能力を持っているから、今後医院承継をしていくにあたっては、Z世代の子どもの圧倒的な能力に期待するのが賢明かもしれない。

著者プロフィール

中田光太郎（なかた　こうたろう）

1965年　京都府に生まれる
1990年　福岡県立九州歯科大学卒業
1994年　医療法人社団洛歯会 中田歯科クリニック開設
2009年　医療法人社団洛歯会 デンタルクリニックTAKANNA開設

京都府立医科大学客員教授、日本顕微鏡歯科学会指導医、日本臨床歯周病学会認定医、日本口腔インプラント学会専門医、EN（Enhancement of New dentistry）主宰、OJ（Osseointegration Study Club of Japan）専務理事、ITI（International Team for Implantology）Fellow

主な著書に『SAFE Troubleshooting Guide Volume 5　審美的合併症編―診断と治療技術がもたらすインプラント審美の記録』（クインテッセンス出版、2020、監著）、『切る縫う結ぶ―ビジュアルで学ぶ　歯周外科手術の原点』（クインテッセンス出版、2020）、『3Dイラストで見るペリオドンタルプラスティックサージェリー インプラント・ポンティック編―エビデンスに基づいた外科手技・補綴処置』（クインテッセンス出版、2018、監著）などがある。

瀧野裕行（たきの　ひろゆき）

1966年　ニューヨークに生れる
1991年　朝日大学歯学部卒業
1995年　タキノ歯科開設
2006年　医療法人社団裕和会 タキノ歯科医院開設

朝日大学歯学部歯周病学講座客員教授、東京医科歯科大学非常勤講師、大阪大学歯学部非常勤講師、JIADS（The Japan Institute for Advanced Dental Studies）理事長、OJ会長、日本歯科審美学会認定医、日本臨床歯周病学会認定医、AAP（American Academy of Periodontology）会員

主な著書に『OJのスペシャリストたちがおくる　インプラント 基本の「き」―今さら聞けない検査・診断、患者コンサルから外科・補綴、メインテナンスまで』（クインテッセンス出版、2021、監修）、『ブタ実習から学ぶ　歯周外科サブノート』（クインテッセンス出版、2020、監修）、『驚くほど臨床が変わる！こだわりペリオサブノート』（クインテッセンス出版、2018、監著）などがある。

QUINTESSENCE PUBLISHING
日本

やってみなはれ

粋で雅な歯科人生語録

2022年1月10日　第1版第1刷発行

著　　者　中《なか》田《た》光《こう》太《た》郎《ろう》／瀧《たき》野《の》裕行《ひろゆき》

発 行 人　北峯康充

発 行 所　クインテッセンス出版株式会社
東京都文京区本郷3丁目2番6号　〒113-0033
クイントハウスビル　電話(03)5842-2270(代表)
(03)5842-2272(営業部)
(03)5842-2276(編集部)
web page address　https://www.quint-j.co.jp

印刷・製本　株式会社創英

ISBN978-4-7812-0852-7　C3047